十年一剑三仁汤

——『天下最多湿热病』治验录

杨承岐 著

中国中医药出版社

·北京·

图书在版编目（CIP）数据

十年一剑三仁汤："天下最多湿热病"治验录/杨承岐著 . —北京：
中国中医药出版社，2018. 3（2024. 7重印）

ISBN 978-7-5132-4722-1

Ⅰ.①十⋯　Ⅱ.①杨⋯　Ⅲ.①湿热（中医）-中医临床-经验-中国-现代
Ⅳ.①R228

中国版本图书馆 CIP 数据核字（2017）第 317227 号

中国中医药出版社出版

北京经济技术开发区科创十三街 31 号院二区 8 号楼
邮政编码　100176
传真　010-64405721
北京盛通印刷股份有限公司印刷
各地新华书店经销

开本 787×1092　1/16　印张 10.75　字数 114 千字
2018 年 3 月第 1 版　2024 年 7 月第 5 次印刷
书号　ISBN 978-7-5132-4722-1

定价　45. 00 元
网址　www. cptcm. com

服 务 热 线　010-64405510
购 书 热 线　010-89535836
侵 权 打 假　010-64405753

微信服务号　zgzyycbs
微商城网址　https://kdt. im/LIdUGr
官 方 微 博　http://e. weibo. com/cptcm
天猫旗舰店网址　https://zgzyycbs. tmall. com

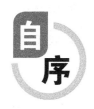

自序

　　吾少年步入杏林，从事中医临床工作四十余载，自始至终工作于基层，又长期担任基层单位的领导，虽未脱离过临床，但分科不细，既看内科，也看外科，妇科儿科兼收，五官皮肤兼顾，也算是现在所谓的"全科医生"吧。一生阅历患者无数，其中也不乏症状复杂、病程缠绵者，病情凶险、命悬一线者。毁誉皆有，经验教训并存。

　　最近一个时期以来，病休在家，无所事事。每当想起对一些疾病，特别是症状繁杂的疑难疾病的治疗时，感慨万千，体会颇多。每当想起一些方剂的治疗效果时，觉得参差不齐，相差甚远。有的效果平平，一用即弃；有的疗效卓著，终生难忘。

　　三仁汤，清热利湿的代表方剂，问世以来，疗效卓著。经数百年临床检验而久用不衰，备受历代医家的青睐。一剂三仁汤，区区八味药，既能宣上焦，又能畅中焦，还可渗下焦，通治全身疾病。不管是浅在肌肤四肢的外科疮疡，还是深入五脏六腑的内科疾病；不管是高在头顶的脑系疾病，位于中焦的脾胃病，还是位于下焦的肛肠疾病、泌尿系疾病，只要应用得当，无不应手而效。玄机无限，哲理无穷，值得每一位临床医生终生探讨体会。

我的启蒙导师贾亚夫先生，青年时期就因医术名噪乡里，新中国成立后历任省中医学会理事，县医院业务副院长，县政府参议，县人大常委会副主任。"文革"中被作为"反动学术权威"打倒靠边站，专门从事医疗、带徒工作。"文革"后被任命为县中医院名誉院长，县政协副主席。先生治病不拘俗套，圆机活法，临症处方，只讲理法，不计较方药。往往是多病用一方，一方治多病。常常收到出其不意的良好效果，令不少同行、患者刮目相看。尤其善用三仁汤化裁治疗外感、内伤诸疾，被同行称为"三仁汤"大夫。求医者遍及全县及周围县市，堪称一方名医。

记得临出师前，先生把我叫到一旁，语重心长地说："你随为师两年，也学了不少的知识，但有一点我还没有告诉你。不是为师不想教你，而是因为你年龄实在太小，临床实践经验又少，告诉你你也理解不了。这样吧，我给你留一个作业，你要用一生的实践去完成。那就是一剂三仁汤，貌似简单，却哲理无限，治疗疾病极其广泛，临床疗效极其神奇。老师用了一生都没有参悟透它的道理，你以后在临床实践中要用心体会，慢慢揣摩，认真总结，争取搞出点成果来。"

若干年后，老师已是县中医院名誉院长，有一次，当我带领一位患者去向他求教时，先生问起我作业完成情况。我当时勤于临床，忙于政事，根本无时间也没有机会考虑过此事，羞愧难当，无言以对。如今我赋闲在家，终于有机会去完成这项作业，将我在四十年临床实践中总结出的三仁汤配伍特点、应用指征、适应范围、应用体会做一个系统、全面的总结，向老师汇报。老师虽在二十多年前就已经作古，但我还是不敢忘记恩师的生前嘱托，以一个小学生的姿态静下心来认认真真、仔仔细细地完成了这道推迟数十年的作业，以慰先师在天之灵。

我根据恩师嘱托，发奋读书，大量临床，立志对"天下最多湿热病"进行深入思考和探究，并在临床坚持"四两拨千斤，活用三仁汤"。此外，我认为临床大夫也要扎根于博大精深的中医理论，除了临证四十年反复验证思悟，我还从浩如烟海的中国医学史中发掘出三仁汤诞生的历史背景和实际意义。记得很多年前，当我从支离破碎的历史记载中终于理清了吴鞠通当年创立三仁汤的真实目的和实际过程后，对三仁汤的认识豁然开朗，从感性认识上升到了一个比较粗浅的理性认识：该方清热利湿，宣畅三焦，调理脏腑气机，对湿热病的治疗起着四两拨千斤的"气化"作用。临床凡遇因湿热影响三焦气机而导致的疾病，即欣然用之，每每效验。堪称"十年一剑用三仁，天下湿热可巧除"。今不揣冒昧，小结于此，望高明鉴之。

杨承岐

2017 年 5 月 1 日

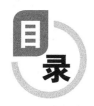

目
录

目录

第一章

十年一剑用三仁，天下湿热可巧除

第一节　三仁汤所治病种甚广

"湿热缠身，百病由生"。是我从事临床工作四十年的切身体会。

"湿热"，是人们常见而又不被重视的致病因素。作为外因，它广泛存在于大自然的各个角落，一年四季到处游荡，一遇适当时机，它就会侵入人体，兴风作浪；作为内因，它广泛存在于机体的各个部位，内而五脏六腑，外而四肢九窍，一旦形成，它就会四处流窜，伺机发难。

新中国成立以来，特别是改革开放以来，人们的生活水平、生活方式发生了天翻地覆的变化。人们从"吃糠咽菜"很快变成了以"大鱼大肉、精食美酒"为食；由"流离失所"很快变成了"安居乐业、安步当车"；由"当牛做马"很快变成了"养尊处优"。工农业生产机械化、自动化。冬有暖气，夏有空调，肌肤不再受夏热冬寒的刺激。再加上生活习惯的改变，人们从"日出而作，日入而息"

变成了"日夜逍遥""夜生活丰富"的状态。人们恣情纵欲，尽情享受，全然不去理会造物主所赋予我们肌肤四肢的用途，更不理解"生命在于运动""温室里长不出万年松"的道理。机体获取的热量得不到适当消耗，积累的脂肪得不到充分燃烧，怎能不滋湿生热，变"宝"为"废"？加之工业高度发展，废气过度排放，辐射严重超标；农业滥用化肥，农药、除草剂充斥田间，怎能不空气污染、污浊弥漫？作为一个工作于基层的"健康守护神"，看到人们的生存条件"日益发展"，健康条件"日益恶劣"，怎能不忧心忡忡、痛心疾首！

幸我们的祖先有先见之明，知其后裔必被"膏粱厚味"所惑，被"文明社会"所害，预感到将来必有一种非传染性流行病会广泛流行，及早为我们创立了具有清热利湿、宣畅三焦、调理各脏腑气化功能、降浊升清作用的简单而有效的三仁汤，以促进各种湿热病、富贵病、文明病康复，以免将来这些对人体危害极大的流行病爆发时人们措手不及。

当今社会由于主观和客观原因，湿热病频发，现代病、富贵病流行。究其原因，不外膏粱厚味，养尊处优，营养过剩，脂肪堆聚；劳心过度，心火亢盛；空气污染，放射超标。一言以蔽之，"湿热"使然。现代医学对此尚无切实有效的应对措施，不少有识之士转从传统医学中寻求解决之道。由于它虽无传染性，却像瘟疫一样多发流行，集温病学之大成的《温病条辨》首当其冲被纳入人们的视线，原来吴老爷子高瞻远瞩，早在三百多年前就已经为我们设计好了详尽的"应急预案"，三仁汤就是清热利湿，消除各种湿热病、现代病、富贵病，以及降脂降糖的法宝。

吴鞠通，名瑭，江苏淮安市淮安区人，生于清乾隆二十三年（1758），卒于道光二十一年（1841）。他是一位杰出的中医温病学家。是中国医学史上不可多得的具有建设性的代表人物之一。吴鞠通所生活的时代虽不能和现在人们的生活水平、文明程度相提并论，但也是生活在中国封建社会的最末一个"盛世"——"康乾盛世"时代。清王朝在政治上取得了较长时间的稳定统一，在经济上，农业、手工业和商业都获得长足发展，资本主义萌芽进一步增长，呈现出"国富物阜"的景象，人民的生活比较富裕安定。他的行医年代大都在乾隆时代，当时社会上出现了一种病：人们头身困重、肢体倦怠、恶心呕吐、胸脘痞闷、食欲不振、午后发热，有的甚至头痛恶寒、大便泄泻或黏滞不爽、小便黄赤，舌苔白或黄腻，脉濡或滑。患这种病的人还相当多，好似流行病。吴鞠通想尽了各种办法进行治疗，由于《伤寒论》是当时医学界奉若神明的宝典，他先是见其头痛恶寒，以为伤寒而汗之，结果汗伤心阳，患者神昏耳聋，甚则目暝不欲言；又见其中满不饥，以为停滞而下之，结果下伤脾胃，湿邪乘势下注，患者发生了洞泄；最后又因其午后身热，以为阴虚而用柔药润之，结果两阴相合，病邪锢结不解。这就引起了这位医学巨匠的深刻反思，决心研制出一种能对抗这一顽疾的良方，他废寝忘食，涉猎群书，广取众长，苛求古训。"秉超悟之哲，嗜学不厌，研理务精，抗志以希古人，虚心而师百氏"。终于他从叶天士

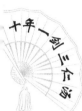
两则治疗类似病证的医案中悟出了玄机，创立了一个清热利湿、宣畅三焦、调理全身各脏腑气机的千古名方——三仁汤。由于立论准确，选药精当，效果卓著，一开始就得到医学界的广泛好评。嘉庆三年（1798），他的旷世名著《温病条辨》脱稿，三仁汤临床疗效确切，又可治疗湿温初起，卫气同病，湿气留连三焦，湿重于热者，吴姓便将其放入该书卷一中。后世一些医家多认为此方是温病学治疗湿温初起湿重于热的开山之作，全然不去理会吴姓当年创立它的历史背景和良苦用心。更不知道它在内、外科杂症中的重要作用，可悲可叹！

湿热是导致许多疾病的原因之一，与疾病形影不离。这是老祖宗在长期的生活实践中得出的经验总结，也是他们在造字时把"病"字造成一个病字旁下面加一个"丙"字的重要依据。再重复一下，"湿热缠身，百病由生"是我从医四十年的经验之谈！

我未及弱冠，即足涉医坛，中医界历来把《内经》《难经》《伤寒论》《温病条辨》奉为四大经典，作为初学者登堂入室的必修课。我作为一名初涉医坛的无知少年，自然不敢违背祖训，遂将《温病条辨》置于床头，废寝忘食，日诵夜记。我当时年少顽皮，认为中医深奥艰涩，枯燥无味。家父为缓解我的畏难情绪，给我买了《药性歌诀四百味白话解》《汤头歌诀白话解》等启蒙读物。在学习三仁汤时，我仍认为汤头歌中"三仁杏蔻薏苡仁，朴夏白通滑竹轮，水用甘澜扬百遍，湿温初起法堪遵"，不够生动活泼，缺乏趣味性。即自编了"三人（杏仁、薏苡仁、白蔻仁）上竹（淡竹叶）竿，朴

（厚朴）通（木通）滑（滑石）下（半夏）来"的顺口溜，自认为活泼有趣，与同事炫耀，也因此对三仁汤有了一个比较肤浅的了解。

上世纪70年代，我有幸拜倒于本县名医贾亚夫先生门下，侍诊于左右。先生新中国成立前即已因医术名噪乡里，尤其善用"三仁汤"化裁治疗外感、内伤诸疾，被同行称为"三仁汤"大夫。求医者遍及全县及周围县市。"文革"中他被作为"反动学术权威"打倒靠边站，下放到基层专门从事中医临床和带徒工作。他不顾个人荣辱得失，反倒觉得这样既摆脱了行政事务的烦恼，又远离了会议的缠绕，"无官一身轻"。他凭借自己高超的医术、若谷的情怀，满腔热忱地为患者服务，不少奇难杂症和不治之症在他的手下"得到治愈"，上门求医者络绎不绝。

当时正值"文革"后期，人们已不搞惊天动地的"阶级斗争"，各项经济指标都有所好转，人们的物质生活也比较平稳，大部分人基本上能够填饱肚子。但受"极左"思潮的影响，人们还是热衷于搞各种政治运动，忽视劳动生产。先生认为：当今社会人们思想活跃，无事生非，心火较重，再加上一部分人饮食膏粱厚味、养尊处优，湿热内生，百病迭起。三仁汤清热利湿、宣利三焦，使气机通畅，湿利热清，百病自除。

受其学术思想的熏陶，我出师以后，每遇头身困重，肢体倦怠，呕恶纳呆，浑身酸懒，小便黄赤，大便黏滞不爽，精神不振，食纳不佳，头痛恶寒，午后热甚，舌苔白或厚腻、甚或发黄，脉象濡甚或濡数、滑数，综合分析为湿阻气机者，皆以三仁汤加减化裁调治，

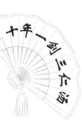
每每获效。

近两年来，我因病休养，赋闲在家，无所事事，往往会想一些陈年往事。每当想起自己用三仁汤治疗疾病时，颇多感慨，深有体会，忍不住提起笔来，将这些经验总结出来，试图将三仁汤的配伍要点、功效与作用、临床治疗范围、应用指征、现代药理研究成果做一系统分析，对其所治疗的疾病做一全面而系统的盘点，对它可能起治疗作用但没有临床实践证明的疾病做一简单展望，权充医林一草。

三仁汤是治疗湿热内蕴、三焦不利和湿温初起的鼻祖处方，一剂三仁汤，区区八位药，选药精当，配伍严谨，既能宣上焦，又能畅中焦，还可渗下焦。通治全身各个部位的疾病，不论是浅在肌肤四肢的外科疮疡，还是深在五脏六腑的内科顽疾，只要有适应证，放开胆量应用无不药到病除。问世以来，备受历代医家青睐。不少贤哲根据其药味组成和功能，不断探讨它未被发掘的适应证，开拓其应用范围。研究发现，三仁汤除可治疗湿温初起、卫气同病、湿重于热（如伤寒、副伤寒、重感冒、流感）之头痛恶寒，身重疼痛，面色淡黄，胸闷不饥，午后身热，苔白不渴，脉弦细而濡等症外，还可用于急性黄疸型肝炎、急慢性胃炎、急性肾小球肾炎、肾盂肾炎、布鲁菌病、急性卡他性中耳炎、急性高山病、妊娠呕吐、百日咳等疾病的治疗。我根据近年来部分杂志的报道进行一个简单归纳：

最常见的有，治疗急性黄疸性肝炎：用本方去半夏、厚朴、滑石，加丹参 10 克，茵陈 15 克，虎杖 15 克，重症时剂量加倍，水煎服，每日1剂。据报道，用本方治疗本病72例。结果，痊愈64例，显效7例，无效1例。

治疗胆囊炎，中医辨证属于湿热中阻，三焦不利者：以本方为主方，畏寒口苦者加柴胡、黄芩；胸胁胀痛者加延胡索、郁金；腹胀呕吐者加藿香、佩兰；黄疸者加茵陈、大黄；厌油腻者加山楂、麦芽、神曲；大便难者加枳实，水煎服。据报道，治疗本病38例，其中急性胆囊炎18例，慢性胆囊炎急性发作20例，合并胆管结石7例，合并胆道蛔虫5例。结果，痊愈15例，好转23例。

急性卡他性中耳炎：以本方为主（杏仁10克，竹叶10克，半夏10克，白蔻仁6克，厚朴6克，通草6克，滑石20克，薏苡仁20克），伴鼻塞者，加麻黄、菖蒲；中耳腔积液较多者，加泽泻、车前子、葶苈子。水煎服。治疗本病110例，其中发病年龄最小5岁，最大67岁，以青壮年为多；病程最短3日，最长不超过3个月。结果，痊愈66例，显效17例，有效19例，无效8例。本组病例服药最少4剂，最多21剂。

急性高山病：用本方为主（杏仁10克，滑石20克，白蔻仁6克，白通草6克，生薏苡仁20克，淡竹叶6克，厚朴6克，半夏10克），脉濡数者加北沙参；先感冒而后进入高原者加柴胡、防风；通宵不寐、心动悸不安者加五味子、丹参、夜交藤；衄血严重者去半夏，加白茅根、旱莲草、生地榆；咳甚者加麻黄、葶苈子、川贝母；胸闷甚者加瓜蒌、薤白。水煎服。治疗50例乘飞机急速进入拉萨而致急性高山反应的患者，其中男性31人，女性19人；年龄最大57

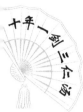
岁，最小 4 岁，其中 20～50 岁患者 42 人，占全部病例的 84%。结果，痊愈 39 例，显效 6 例，有效 2 例，无效 3 例。痊愈率为 78%，总有效率为 94%。治疗天数最长 4 天，最短 2 天，平均 2.44 天。

慢性肺源性心脏病：方用三仁汤加减（杏仁 12 克，竹叶 12 克，白蔻仁 8 克，薏苡仁 30 克，滑石 30 克，芦根 30 克，厚朴 9 克，通草 9 克，藿香 9 克，半夏 10 克，枳实 10 克，黄芪 24 克），水煎服，日 1 剂，12 剂为 1 个疗程。据报道，用本方治疗 30 例，连用 2 个疗程后，皆有不同程度的症状改善。

肾盂肾炎：本方加连翘、茯苓为主，热重加柴胡、黄芩；尿道痛加车前子、黄柏、琥珀；腰痛甚加木瓜、杜仲。治疗 34 例尿检有不同程度的蛋白、脓细胞、管型，中段尿细菌培养阳性患者，疗效满意。

此外，用三仁汤治疗尿路感染、妊娠恶阻、布鲁菌病等证属三焦湿困者，及夏秋季节湿郁三焦所致的顽固性发热病人，均收到了立竿见影的效果。

第二节　湿热与"现代病"琐议

要搞清楚湿热与疾病的关系，我们有必要复习一下"病"的含义。"病"字是病字旁里面加一个"丙"。《周易》是中国传统文化的活水源头，在《周易》当中，"丙"就是"火"的意思，其位在"南方"，南方炎热多湿，所以南方又代表"湿热"。南方炎热，可以叫做"丙火"。在中医传统文化中，"丙"还代表"心"，所以，"丙火"又可以叫"心火"。心里有火，或被湿热熏蒸，人就得病了，道理就这么简单。

另外，"心火"也可以理解成被压抑的情绪，就是失调的七情六欲。比如悲伤、忧虑、喜悦、恐惧、愤怒……这些都是人的情绪。所谓七情六欲，通俗点说，就是情感，就是人的一股"气"。人们常说"某某被某某气死了""某某被某某气得生病住院了"，就是这个意思。

我们的老祖宗相当聪明，很早以前就发现了"湿热"与"疾病"的密切关系，所以在造字时就把"病"字造成"疒"里面一个"丙"字，借以警告他们的子孙后代千万不要忘记湿热与疾病的关系，时时注意远离湿热。可惜人类的后裔完全没把老祖宗的警示放在心上，恣情纵欲，为所欲为。肉山酒海，尽情享受；四体不勤，好逸恶劳；欲望无度，思虑无穷；互相攀比，精神紧张。致使心火亢奋，脂肪堆积，湿热由生，百病迭起。

记得 2004 年秋，我去西安参加一个学术会议。研讨当今糖尿病多发的原因时，一位老师的演讲让我至今记忆犹新：为什么现在我们中国糖尿病的发病率这么高？我觉得应从人们的生活习惯谈起。一开始，我们的祖先一度经受瘟疫肆虐，尸骨遍野的生存环境。时间久了，他们也就慢慢地适应了这种生存环境，逐渐产生了一种"饥饿基因"。靠这种基因的作用，我们的祖先才得以繁衍生存，不至于灭绝。也就是说，上溯几代，我们的祖先就已经产生了"饥饿

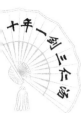
基因"，他们适应了在吃糠咽菜、颠沛流离的环境中生存，不适宜在肉山酒海、养尊处优的环境中成长。到现在我们身上还有这种基因的影子。改革开放以来，我们的生活条件发生了翻天覆地的变化，人们生活日渐好转，热量摄入不断增高，体力劳动不断减少，脂肪不断堆积，新陈代谢逐渐紊乱，血糖、血脂、血压升高呈普遍现象。而西方发达国家在几百年前就已经发展到了我们现在的生活水平：膏粱厚味，养尊处优，生活节奏紧张。一开始他们也不适应这种优越的生活环境，一度高血糖、高血脂、高血压多发，但现在他们经过几百年的锤炼，已经逐步适应了这种环境。我们的许多公民不了解自己的"基因"，不顾自身的体质状况，遇到大鱼大肉，胡吃海塞；外出旅行，以车代步；生产劳动，一律机械化、自动化。完全忘记了造物主给我们手足是干什么用的。假如你当初注意自身的基因条件，荤素搭配、劳逸结合、适当锻炼，何至于今日百病缠身？讲的在场的不少患有糖尿病、高血脂、高血压的同行（也包括我自己，因我当时已患有高血压）热泪盈眶、追悔莫及。

由此可见，湿热是造成许多疾病的重要原因，不管任何疾病，只要有适应证，选用清热利湿、调畅气机、宣利三焦的三仁汤化裁治疗，皆可取得理想的效果。

由于三仁汤清热利湿，宣畅三焦，通治全身各个部位与湿热有关的病症，而当今许多疾病都是由于人们恣食膏粱厚味、养尊处优或生活节奏加快、欲望无度、思虑无穷导致心火亢盛、湿热内生而引起的，因而三仁汤的治疗范围除了临床常见疾病，还包括诸多

"现代病"。

肥胖症：中医学在对肥胖的认识和治疗方面有自己独特的优势，早在《黄帝内经》时代就对肥胖症有了初步的观察和记载，经过历代医家的理论探索和临床实践，目前对于肥胖症的病因分型和辨证治疗已经有了比较完整的认识。

除先天禀赋因素外，以下两种因素是导致肥胖的主要原因。

一、饮食不节

饮食不节是肥胖形成的重要原因。《素问·奇病论》说："必数食甘美而多肥也。"多食甘美，逐渐积聚化为膏脂；或饮食无度，日久损伤脾胃，水谷精微不能正常运化，水湿停聚，湿从内生，聚湿生痰，造成肌肉减少而脂肪增加，停留肌肤、脏腑而发为肥胖。故《素问·通评虚实论》有"甘肥贵人则高粱之疾也"之说。《临证指南医案》对于肥胖的形成描述得更为具体、详细，认为"湿从内生，必其人膏粱酒醴过度，或嗜饮茶汤太多，或食生冷瓜果及甜腻之物。其人色白而肥，肌肉柔软……"。还有人指出"厚味肥甘，可助阳生气、生阴。生阴者，转化为脂液，浸淫脉道，脉膜变异"。《脾胃论》说："脾胃俱旺，则能食而肥。"这些都充分说明过食膏粱甜腻、厚味肥甘、酒醴茶汤、生冷瓜果均可导致精微物质过剩而引起肥胖。

二、脏腑失调

无论男女，随着年龄的增长，容易出现脏腑气血失调，肥胖发

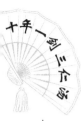
生的概率也随之增大。《素问·阴阳应象大论》说："年四十，而阴气自半也，起居衰矣。年五十，体重，耳目不聪矣。"人体物质能量代谢与脏腑功能有关，其中与脾胃关系尤为密切。脾胃为后天之本，气血生化之源，主受纳、腐熟、运化、吸收、输布，是维持人体营养物质代谢正常进行的根本。中年以后，脾胃运化功能逐渐减退，对肥甘厚味的转化功能也逐渐减弱，水谷精微不能化生输布，蓄积体内而为痰湿脂浊，躯脂满溢，再加上年高以后好静少动，形体遂渐肥胖。五谷入胃，需依靠脾胃的健运才能转化为精微物质，若脾胃虚损则运化失职，水谷肥甘之物无以化生气血精微，而转变为痰浊积聚体内，导致体态肥胖，故有"肥甘生痰""肥人多痰"之说。

可见痰浊水湿与肥胖症的发生有着非常密切的关系。三仁汤健脾、渗湿、调理气机，杜绝生痰之源，使"肥脂"无"培养基"，肥胖症何来？

美容方面：

（1）痤疮、粉刺：痤疮一词并非现代医学专有名词，早在两千多年前，《内经》对痤疮已有论述，《素问·生气通天论》曰："汗出见湿，乃生痤痱""劳汗当风，寒薄为皶，郁乃痤。"张介宾注："形劳汗出，坐卧当风，寒气薄之，液凝为皶，即粉刺也，若郁而稍大，乃成小节，是名曰痤。"揭示了痤疮的病因及发病机理。晋·葛洪《肘后备急方》云："年少气充，面生疱疮。"认识到发病与年龄有关，乃青春期气盛阳旺使然。隋·巢元方《诸病源候论·面疱候》中记载："面疱者，谓面上有风热气生疱，头如米大，亦如谷大，白色者是也。"阐述了痤疮的病因及皮损特征。长久以来中医称痤疮为"肺风粉刺",每多从肺论证,如《外科正宗》曰:"肺风、粉刺、酒渣鼻三名同种,粉刺属肺、酒渣鼻属脾,总皆血热郁滞不散。"《外科启玄》云:"妇女面生窠瘘作痒,名曰粉花疮。乃肺受风热或绞面感风,致生粉刺,盖受湿热也。"《医宗金鉴·外科心法》谓:"肺风粉刺,此症由肺经血热而成,每发于鼻面,起碎疙瘩,形如黍屑,色赤肿痛,破出白粉汁。日久皆成白屑,宜内服枇杷清肺饮,外敷颠倒散,缓缓自收功也。"由此可见,前人认为痤疮病位在肺,由风热、湿热、血热所致,每以清热、利湿、凉血等法治疗。湿热内蕴者,皮肤多油腻,润而油光,皮疹以脓包、结节为主,舌苔白厚或黄腻。白头粉刺热重于湿,易化腐成脓;黑头粉刺湿重于热,缠绵难愈。

(2) **色素斑**:中医有句古话,"面部有斑,体内必有瘀"。"瘀"是瘀血的瘀。意思是说脸上长了色斑(黄褐斑,蝴蝶斑,雀斑,日晒斑,辐射斑,妊娠斑等),说明身体里有瘀血。民间还有一句古话,"十女九瘀"。意思就是说十个女人里面有九个是有瘀血的。既然瘀血导致色斑,那么为什么人体内会有瘀血呢?色斑产生的原因是什么呢?

肺主气,司呼吸,主治节,朝百脉。在体合皮。"诸气者,皆属于肺"。(《素问·五脏生成》)肺吸入清气,呼出浊气,合成一身之气。通过其宣发与肃降功能将水谷精微布散到皮毛充养皮肤。调节全身气机,助心行血。若肺气郁闭,宣降失司,则精微不布,皮

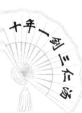
肤失养。同时肺不助心行血，则瘀血内生，血不上荣。又肺与大肠相表里，肺气不降，影响大肠传导功能，大便秘结，而下窍不通，浊毒上泛，瘀毒互结而使面部色斑加重。

脾胃为后天之本，气血生化之源。脾胃功能健旺，则气血充足，面色红润而有光泽。若脾胃功能失调，脾不升清则面部皮肤失养而不泽；胃不降浊，积久生热，浊热上泛则口舌生疮。脾胃虚弱，气血生化乏源，气虚运血无力，可致瘀血内生，血不上荣。

也就是说，痤疮的主要病机是风、湿、热；色素斑的病机主要是瘀。病位在肺，连及于脾，涉及心肝肾诸脏。

三仁汤的主要成分杏仁为肺经要药，宣通肺气，助心主血脉，气行则血行，血液流畅，色素斑何来？中药典籍《本草纲目》中列举杏仁的三大功效：润肺，清积食，散滞。清积食是说杏仁可以帮助消化、缓解便秘症状；《现代实用中药》记载："杏仁内服具有轻泻作用，并有滋补之效。"对于年老体弱的慢性便秘者来说，服用杏仁效果更佳。大家都知道，大便秘结，内分泌失调，浊气积聚也是造成色素斑的重要原因之一。因此杏仁也具有美容功效，能促进皮肤微循环，调整内分泌，使皮肤红润光泽；薏苡仁性味甘淡微寒，归脾、胃、肺经，有利水消肿、健脾祛湿、清热排脓等功效，富含蛋白质、维生素 B1、维生素 B2 等，有使皮肤光滑、减少皱纹、消除色素斑点的功效，长期饮用，能治疗褐斑、雀斑、老年斑、蝴蝶斑，使斑点消失，并滋润肌肤。对粉刺、痤疮、皲裂、皮肤粗糙等都有良好疗效。

三仁汤清热利湿，宣通三焦。具有宣肺、健脾的功效，可散风、清热、利湿、调理气机、健脾生血。气行则血行，面部微循环旺盛，风、湿、热荡然无存，皮肤岂有不红润光泽之理？

大叶性肺炎：中医对这样的患者进行辨证时，估计多数会根据脏腑辨证把它辨为"肺热痰瘀互结"证，以清肺化痰、逐瘀排脓的千金苇茎汤治之；或辨证为"热邪壅肺"证，以清热宣肺的麻杏石甘汤主之。另外就是按气血津液辨证，把它辨为"痰盛有燥"证，以润燥化痰的清燥救肺汤主之。若病人表现为咳吐脓痰、气喘鼻煽、舌苔黄腻、脉象滑数，我们还可以按三焦辨证辨为"上焦湿热、痰热壅盛"，用三仁汤清热利湿、化痰排脓。

阳痿：中医认为阳痿和其他疾病一样，也是阴阳平衡失调的结果。导致阴阳失调的原因有外部原因和内部原因，外部原因有突受惊恐刺激，或感受湿热，内部原因有纵欲伤肾，思虑忧郁，劳伤心脾，或饮食所伤等，以致宗筋弛纵，引起阴茎萎弱不起或临房举而不坚。若感受湿热，蕴结下焦或过食肥甘厚味，嗜酒无度，酿湿生热，湿热郁蒸肝胆，循经下注宗筋，阻滞气机，加重宗筋弛纵而阳痿。《灵枢·经筋》曰："热则筋弛纵不收，阴痿不用。"三仁汤清热利湿，畅利下焦，以之治疗湿热阳痿也未尝不可。

耳源性眩晕：耳源性眩晕属中医"眩晕"范畴，痰湿中阻是酿成"眩晕"的主要原因之一。脾主运化水谷，又是生痰之源。若嗜酒肥甘，饥饱无常，或思虑劳倦，伤及于脾，脾失健运，水谷不能化为精微，聚湿生痰，痰浊中阻，清阳不升，浊阴不降，痰浊蒙闭

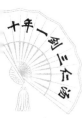

清窍，发为眩晕。若痰浊郁而化火，痰火上犯清窍，亦可致眩晕加重。三仁汤清热利湿，宣畅三焦，升清降浊，以之治疗耳源性眩晕，可谓药证相符。

盗汗：盗汗属于阴虚，世人皆知，然盗汗也有不属阴虚者。正如景岳所言："不得谓自汗必属阳虚，盗汗必属阴虚。"人阳气昼行于外，夜而入里，里有湿热，夜晚阳气熏蒸，阴液不得内守，被逼外出而为盗汗。用三仁汤清热利湿，热清则湿无所恋，湿化则热无所依，盗汗自除。

第三节　三仁汤与湿热治法

《温病条辨》是中国医学史上最具影响力的经典之一，是继《伤寒杂病论》之后理法方药俱全的宏伟巨著。三仁汤是《温病条辨》中少有的几张疗效卓著、治疗范围广泛的看家处方之一，是清热利湿的代表方。不仅适用于瘟疫，对因湿热所致的内、外科杂症皆有良效。它选药精炼，配伍严谨，疗效非凡。自问世以来，备受历代医家吹捧，经数百年临床检验而久用不衰。充分体现了它非凡的疗效和旺盛的生命力。

三仁汤是清代名医吴鞠通在《温病条辨》卷一记载的治疗湿温初起、卫气同病、湿重于热和内、外科杂症的良方。由杏仁 15 克、滑石 18 克、白通草 6 克、白蔻仁 6 克、竹叶 6 克、厚朴 6 克、生薏苡仁 18 克、半夏 15 克组成，以甘澜水八碗，煮取三碗，服一碗，日三服。用于治疗湿温或暑瘟初起、卫分之证未罢、气分之证又现、湿重于热之证。证见头痛恶寒、身重疼痛、面色淡黄、胸闷不饥、午后身热、苔白不渴、脉弦细而濡等。有宣畅气机、清热利湿之功。今人根据其功效特点，多用于治疗伤寒、副伤寒、重感冒、急慢性胃炎、急性肾小球肾炎、肾盂肾炎、布鲁菌病、急性卡他性中耳炎、妊娠呕吐、百日咳等病。

本方的适应证是湿气留恋三焦，湿重于热者。按照《温病条辨》的记载，该方适用于湿温初起，卫气同病。究其病因，一为外感时令湿热之邪；一为湿饮内停，再感外邪，内外合邪，酿成湿温。诚如薛生白所言："太阴内伤，湿饮停聚，客邪再至，内外相引，故病湿热。"（《温热经纬》）卫阳为湿邪遏阻，则见头痛恶寒；湿性重浊，故身重疼痛、肢体倦怠；湿热蕴于脾胃，运化失司，气机不畅，则见胸闷不饥；湿为阴邪，旺于申酉，邪正交争，故午后身热。其证颇多疑似，每易失治误治，故吴鞠通于《温病条辨》中明示此病有"三戒"：一者，不可见其头痛恶寒，以为伤寒而汗之，汗伤心阳，则神昏耳聋，甚则目瞑不欲言；二者，不可见其中满不饥，以为停滞而下之，下伤脾胃，湿邪乘势下注，则为洞泄；三者，不可见其午后身热，以为阴虚而用柔药润之，湿为胶滞阴邪，再加柔润阴药，两阴相合，则有锢结不解之势。故治疗之法，惟宜宣畅气机、清热利湿。应以芳香苦辛，清宣淡渗之法，方可中的。

方中杏仁苦温，宣肺利气，提壶揭盖，通调水道，气化则湿化，宣通上焦；白蔻仁芳香化湿，行气宽中，配以半夏苦温燥湿；厚朴

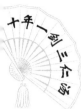
苦辛化湿，醒脾和胃，振复运化水湿之机，转枢中焦；薏苡仁甘淡，渗利湿热而健脾，配以滑石、通草、竹叶淡渗利湿，清透湿郁所化之热，疏导下焦。方中诸药合用，既可轻宣上焦肺气，又可畅通中焦气机，还可渗利下焦湿热，升清降浊。治湿不用燥热之品，皆以芳香淡渗之药，疏肺气而和膀胱，因嫌苦辛温燥之剂，每易助热化燥；苦寒清燥之品，常致脾伤湿留，冰伏湿热，惟宜芳香苦辛，淡渗化气利湿并进，能使三焦通畅，湿热分消，湿去而脾不伤，热除正安，诸症自除。本方主治上焦肺气不宣，中焦脾气不运，下焦肾和膀胱之气化失常。方中三仁合用，三焦分消，共为君药，故名"三仁汤"。

所谓"甘澜水"，就是将普通泉水取出来后放在容器中，用水瓢或木勺舀起来扬高再倒入容器中，这时水中会有许多泡沫产生，然后再将水舀起来倒入容器中。如此反复多次，所取得的泡沫水就是"甘澜水"。其性质轻不助邪，还可健脾开胃。

本方的配伍要点是以辛开苦降、淡渗利湿之品以宣上、畅中、渗下，使湿热之邪从三焦分消，调畅三焦气机。辨证要点是湿热内蕴，湿重于热，三焦气机不利：临床应用以头身困重，四肢倦怠，胸闷不饥，呕恶纳呆，大便溏薄，小便黄赤，苔白或黄腻，脉濡、滑或弦细，或者兼有头痛恶寒为主症。

本方证的病机核心为湿热弥漫，闭阻阳气。病变部位贯穿三焦，脏腑涉及五脏六腑。治疗重点在于轻开宣化。其所要驱逐的主要病邪为"湿热"，治疗目的为祛除"湿热"。治疗手段为"气化"。通过"气化"以达"湿化","湿化"而"热清",最后结果是"浊降清升"。

气化，是人体生命活动中的重要过程。人体五脏六腑各有所主，各脏腑互相配合，相互协调，共同完成人体生命活动的过程叫"气化"。如果各脏腑各自为政，不互相配合，则生命活动就会出现异常，病理症状迭出。人体的气化功能在疾病恢复过程中，作用尤其重要，"气化则湿化"，气化则"邪去正安"。

本方应用指征为：（1）肢体倦怠；（2）头身困重；（3）浑身酸懒；（4）呕恶纳呆；（5）小便黄赤；（6）大便溏薄或黏滞不爽；（7）苔白不渴或渴不欲饮或舌苔黄腻；（8）脉滑或弦细或濡，略带数象；（9）午后发热；（10）胸闷不饥；（11）头痛恶寒；（12）身体虚胖。临床只要有以上十二项指标中的三到五项就可放心应用，不必悉俱。若湿温初起，卫分症状较明显者，可加藿香、香薷以解表化湿；若寒热往来者，可加青蒿、草果以和解化湿；舌苔黄腻者，宜加大薏苡仁用量；舌苔薄白者，不用或少用滑石。湿性类水，故为阴邪。湿邪侵袭人体，滞于经络，阻遏气机，损伤心阳，若见心悸胸闷等，可加三七、丹参、薤白；湿为阴邪，损伤阳气，易伤脾阳。脾阳如伤，可致脾阳不振、水湿停聚，出现腹泻、尿少、水肿等。此时可加肉豆蔻、补骨脂、吴茱萸、茯苓；湿邪致病，可侵犯人体各部，遍及脏腑、经络、肌肉、关节等。如出现周身关节疼痛者，可加独活、羌活、秦艽、五加皮、木瓜；如湿阻中焦，出现脘腹胀满、食欲不振较重者，可加藿香、山楂、麦芽、木香；如湿热

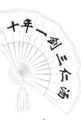
下注而引起淋证者，可加扁蓄、瞿麦、车前子、大黄；湿性趋下，易袭阴部，可致湿热带下病。可加茯苓、猪苓、苍术、荆芥穗、黄柏、牛膝。用药注意点是杏仁、半夏用量不宜再大，它们的用量已达到常用量的极限，再过量应用易出现口唇麻木、恶心呕吐、呼吸困难甚至窒息、死亡。

近代药理研究同时证实：三仁汤具有抗菌、抗病毒、防癌、抗癌、解热、镇痛、止咳、止吐、利尿、修复溃疡等作用。

三仁汤配伍严谨，选药精当。区区八味药，统治三焦"湿热"，对全身各个部位与"湿热"有关的疾病都有治疗作用，玄机无限，哲理无穷。兹将其中各个药品拆析如下：

一、薏苡仁

薏苡仁既是常用的中药，又是普遍而常吃的食物，性味甘、淡、微寒，归脾、胃、肺经，有利水消肿、健脾祛湿、舒筋除痹、清热排脓等功效，生薏苡仁性偏寒凉，长于利水渗湿，清热排脓，除痹止痛。炒薏苡仁和麸炒薏苡仁性偏平和，两者功用相似，长于健脾止泻，但炒薏苡仁除湿作用稍强；麸炒薏苡仁健脾作用略胜。薏苡仁主要成分为蛋白质、维生素 B1、维生素 B2 等，有使皮肤光滑、减少皱纹、消除色素斑点的功效，长期饮用，能治疗黄褐斑、雀斑、老年斑、妊娠斑、蝴蝶斑，使斑点消失并滋润肌肤。对粉刺、痤疮、皲裂、皮肤粗糙等都有良好疗效。而且它能促进体内血液和水分的新陈代谢，有利尿、消水肿的作用，也被当做减肥用品。

现代药理研究证实，薏苡仁主要有以下八个方面的功效：①对心血管的影响：抑制呼吸中枢，使末梢血管特别是肺血管扩张；②抗肿瘤：尤以脾虚湿盛的消化道肿瘤及痰热夹湿的肺癌更为适宜；③增强免疫力和抗炎：薏苡仁油对细胞免疫、体液免疫有促进作用；④降血糖降血压：薏苡仁具有扩张血管和降低血糖的作用，尤其是对高血压、高血糖有特殊功效；⑤抑制骨骼肌的收缩：薏苡仁可抑制骨骼肌收缩，能减少肌肉之挛缩，缩短其疲劳曲线，能抑制横纹肌之收缩；⑥镇静、镇痛及解热：对风湿痹痛患者有良效；⑦降血钙、延缓衰老，提高机体的免疫能力；⑧对水肿、脚气、小便淋沥、湿温病、泄泻带下、风湿痹痛、筋脉拘挛、肺痈、肠痈、扁平疣等有治疗作用。

中医认为夏季热而多雨，湿气较重，脾脏能运化水湿，只有脾胃阳气振奋，才能有效抵抗湿邪的侵袭。现代人少动，多食，熬夜，压力大，饮酒多，吹空调，又恣食冷饮、甜食、油腻食物，这些不良的生活方式，易致脾虚湿重，证见头昏头重、四肢酸懒、没有食欲等。薏苡仁是药食两用的祛湿、健脾佳品，已成为现代家庭中不可缺少的谷类食品。

二、杏仁

杏仁苦、温、微毒，归肺、脾、大肠经。杏仁分为甜杏仁及苦杏仁两种。中国南方产的杏仁属于甜杏仁（又名南杏仁），味道微甜、细腻，多用于食用，还可作为原料加入蛋糕、曲奇和菜肴中，具有润肺、止咳、润肠等功效，对干咳无痰、肺虚久咳等具有一定的缓解作用；北方产的杏仁则属于苦杏仁（又名北杏仁），带苦味，多作药用，具有润肺、平喘的功效，对于因伤风感冒引起的多痰、咳嗽、气喘等症状疗效显著。中药典籍《本草纲目》中列举杏仁的三大功效：润肺，清积食，散滞。清积食是说杏仁可以帮助消化、缓解便秘症状。《现代实用中药》记载："杏仁内服具有轻泻作用，并有滋补之效。"对于年老体弱的习惯性便秘者来说，服用杏仁效果更佳。经现代药理研究，杏仁具有五大功效：①苦杏仁能止咳平喘，润肠通便，可治疗肺病、咳嗽等疾病；②甜杏仁和日常吃的干果大杏仁偏于滋润，有一定的补肺作用；③杏仁还含有丰富的黄酮类和多酚类成分，这种成分不但能够降低人体内胆固醇、甘油三酯的含量，还能显著降低心脏病和很多慢性病的发病危险；④杏仁还有美容功效，能促进皮肤微循环，使皮肤红润光泽；⑤杏仁还有抗肿瘤作用，杏仁抗肿瘤作用主要是由于苦杏仁中含有一种生物活性物质——苦杏仁苷，可以进入血液，专杀癌细胞，而对健康细胞没有伤害，因此可以改善晚期癌症病人的症状，延长病人生存期。另外，杏仁中含有丰富的胡萝卜素，可以抗氧化，防止自由基侵袭细胞，具有预防肿瘤的作用。

此外，杏仁富含蛋白质、脂肪、糖类、胡萝卜素、维生素 B、维生素 C、维生素 D 以及钙、磷、铁等营养成分。因此，甜杏仁是一种健康食品，适量食用不仅可以有效控制人体内胆固醇的含量，还能显著降低心脏病和多种慢性病的发病危险。

三、半夏

半夏辛、温、有毒。归脾、胃、肺经。功能是燥湿化痰，和胃止呕，主治痰湿水饮、呕吐、咳喘等症。现代药理研究证实它有三大药理作用：①镇咳作用：生半夏、姜半夏、姜浸半夏和明矾半夏的煎剂，对猫碘液注入胸腔或电刺激喉上神经所致的咳嗽有明显的镇咳作用，且可维持5小时以上。接近于可待因的作用；②抑制腺体分泌的作用：半夏制剂对毛果芸香碱引起的唾液分泌有显著的抑制作用；③镇吐作用：半夏加热炮制或加明矾、姜汁炮制的各种制剂，对阿扑吗啡、洋地黄、硫酸铜引起的呕吐，都有一定的镇吐作用。上述三种催吐剂的作用机制不同，而半夏都可显示镇吐作用，推测其镇吐作用机制是对呕吐中枢的抑制。

四、厚朴

厚朴苦、辛、性温。归脾、胃、大肠经。有行气消积、燥湿除满、降逆平喘之功。主治：食积气滞；腹胀便秘；湿阻中焦，脘痞吐泻；痰壅气逆；胸满喘咳。现代药理研究证实有如下作用：①抗菌作用；②促进胃肠蠕动和抗胃黏膜溃疡作用；③对血小板聚集的抑制作用；④对横纹肌有松弛作用。⑤降血压作用；⑥抗变态反应作用；⑦抑制皮肤肿瘤作用。

五、滑石

滑石甘、淡、寒，归膀胱、肺、胃经。有利尿通淋、清热解暑、

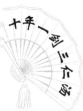
祛湿敛疮的功效。用于热淋，石淋，尿热涩痛，暑湿烦渴，湿热水泻；外治湿疹，湿疮，痱子。用于小便不利、淋沥涩痛等症。

《医学衷中参西录》曰：因热小便不利者，滑石最为要药。若寒温外感诸证，上焦燥热，下焦滑泻无度，最为危险之候，可用滑石与生山药各两许，煎汤服之，则上能清热，下能止泻，莫不随手奏效。

六、竹叶

竹叶味甘淡，气平微凉。归入心、肺、胆、胃经。功专清热除烦，生津利尿。治热病烦渴，小儿惊痫，咳逆吐衄，面赤，小便短亦，口糜舌疮。研究表明，竹叶提取物有效成分包括黄酮、酚酮、蒽醌、内酯、多糖、氨基酸、微量元素等，其具有优良的抗自由基、抗氧化、抗衰老、抗疲劳、降血脂、预防心脑血管疾病、保护肝脏、扩张毛细血管、疏通微循环、活化大脑、促进记忆、改善睡眠、抗癌、美白肌肤等功效。

七、白蔻仁

白蔻仁辛温。入肺、脾、胃三经。具有理气宽中、燥寒湿、解酒毒等功效。主治胃痛腹胀、噫气反胃等症。

八、白通草

白通草甘淡，寒，无毒。入肺、胃经。能清热利水，通乳。用于淋证涩痛、小便不利、水肿、黄疸、湿温病、小便短赤、产后乳少、经闭、带下。

从以上分析得知，三仁汤的各项成分都是临床常用药，都有广泛的治疗范围，有着非凡的疗效。再加上它严谨的配伍法度和科学配比（用量），其适应证又符合当今社会人们的生活饮食习惯和疾病谱，这就决定了它广泛的临床用途和卓尔不凡的临床效果。

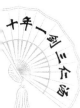
第二章

三仁汤之热病治验

热病的含义有二：一指夏天的暑病，二指一切因外感引起的发热性疾病。《素问·热论》指出："今夫热病者，皆伤寒之类也。"这里的"伤寒"即指广义的伤寒，泛指一切热性病。包括一些外感性疾病、传染病。本章所讨论的热病系指几种热性病，即几种常见的发热性疾病。

第一节　三仁汤治疗重感冒

重感冒的症状是高热恶寒、头痛、浑身酸痛、四肢乏力、饮食无味。它与感冒的区别在于：①重感冒一般持续时间长，有的甚至长达一两个月之久，而普通感冒持续时间很短，一般几天就可以康复；②重感冒除了发热咳嗽之外还伴有剧烈头痛、肌肉疼痛等症状，而普通感冒没有此症状；③重感冒严重的可以危及生命，甚或引起其他对人体生命造成威胁的疾病，而普通感冒只感到难受，不会危及生命。

由于重感冒具有头痛恶寒、浑身酸懒、纳呆等"三仁汤"应用指征，故我在临床常用"三仁汤"化裁治疗此病，酌情加入防风、荆芥、羌活、独活、羚羊角、蝉蜕、板蓝根、大青叶、贯众等疏风退热、清热解毒之品。若遇有舌苔黄腻或黄厚而腻、脉象滑数或濡数者，更是必用不可。若患者寒热往来，口淡不渴，苔白脉滑或濡，是患者湿困中焦，邪不得出，邪正分争的临床表现。绝不是往来寒热、口苦咽干、纳呆脉弦、胸满目眩的少阳证，断不可用和解少阳的小柴胡汤，而宜用三仁汤加草果、青蒿和中化湿，引邪外出。

曾治田某，女，42 岁，农民。1978 年 7 月 12 日就诊。

患者高热（39℃）怕冷，头痛如劈，鼻塞声重，咽喉肿痛，浑身酸痛，时有呕吐，胸闷纳呆，略显咳嗽，咳吐黄稠黏痰。经村医诊治 5 天，打针输液、口服药物（具体用药不详），毫无寸功，求治于余。望其舌苔黄腻，舌质正常，脉滑数。

四诊合参：此为重感冒。乃湿热内蕴，外感风邪，从热化火，阻遏气机之故。治宜疏风清热，化湿解毒。以九味羌活汤加减调治：羌活 15 克，独活 15 克，川芎 15 克，防风 12 克，黄芩 12 克，细辛 6 克，甘草 6 克，金银花 30 克，板蓝根 30 克，生地黄 10 克，白芷 10 克，半夏 10 克，生姜 3 片，大葱白 2 段。3 剂，水煎服，日 1 剂。

药后患者除头痛、鼻塞声重略减外，余无进退。遂自行到县医院诊治，查脑电图发现轻度异常，疑似脑炎，欲收住院。患者不愿住院，又拿着检查结果跑回来找我治疗。经检查脑膜刺激征阴性，舌脉从前。改用清热利湿、宣畅三焦、解毒止痛的方法治疗：炒杏仁12克，白蔻仁12克，薏苡仁30克，金银花30克，板蓝根30克，滑石（布包）30克，连翘10克，白芷10克，厚朴10克，半夏10克，淡竹叶10克，川芎15克，甘草6克。水煎服，日1剂。患者照方取药，3剂知，5剂愈。

又治邢某，男，32岁，农民。主因头痛高热，口中黏腻，恶心呕吐，浑身酸楚，在本村治疗3日无效，于1999年3月25日求治于余。

现症：往来寒热，头痛呕吐，浑身酸懒，口中黏腻，食欲不佳，查体：体温38.5℃，血、尿、便常规检查均正常。舌质正常，苔白腻，脉弦细而数。

四诊合参：此乃湿热蕴结中焦，感受风邪，阻遏气机之故。

拟清热利湿、和中导邪之法调治。藿香10克，炒杏仁10克，白蔻仁10克，半夏10克，川芎10克，厚朴10克，淡竹叶10克，草果10克，青蒿15克，薏苡仁20克，白通草6克，甘草6克。姜枣为引，水煎服，日1剂，3剂。

3月28日复诊：服药后头痛、往来寒热大减，恶心呕吐、浑身酸楚感已除，口中发甜，食欲仍不好。查体：体温37℃，舌脉从前。原方去半夏，加佩兰12克。再服3剂，诸症悉平。

按：田姓患者高热不退，头痛如劈，恶心呕吐，咽喉肿痛，脑电图轻度异常，貌似脑炎。但脑膜刺激征阴性，我就按重感冒治疗，用发汗祛湿、兼清里热、善治头痛的九味羌活汤加清热解毒的金银花、板蓝根等治疗。由于忽视了使用九味羌活汤证应具有口苦微渴等要点，故而疗效甚微。后发现了患者头痛恶寒、浑身酸痛、口淡不渴、恶心呕吐、胸闷纳呆、脉滑等三仁汤的适应证，果断采用三仁汤加金银花、板蓝根、川芎、白芷等治疗，取效甚捷。

邢姓患者往来寒热，头痛呕吐，默默不欲食，脉弦，俨然一派《伤寒论》中少阳证的脉证。但仔细推寻：患者虽往来寒热、头痛呕吐，但无口苦咽干、胸胁苦满、目眩等少阳证；脉象虽弦，但细而无力，且速率较快，是否就是三仁汤证的脉弦细而濡？因此采用三仁汤加藿香、草果、青蒿和中化湿，引邪外出，药证相符，效如桴鼓。

第二节　三仁汤治疗流感

流感全称为流行性感冒，是流感病毒引起的急性呼吸道传染病。以起病急，畏寒、高热、头痛、头晕、全身酸痛、乏力等为主要症状。可伴有咽痛、流涕、流泪、咳嗽等呼吸道症状。少数病例有食欲减退，伴有腹痛、腹胀、呕吐和腹泻等消化道症状。

由于此病本身就有头痛畏寒、全身酸痛、呕恶纳呆等三仁汤的适应证，若在临床发现患者苔白或黄腻不渴、胸闷不饥、脉濡或滑等症状，应用三仁汤化裁治疗就能取得理想的效果。应当特别指出的是，流感是由流感病毒引起的，临证时必须加入板蓝根、大青叶、贯众等抗病毒的药物。

曾治李某，男，42岁，1975年3月23日就诊。

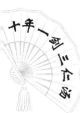

近4天来，高热不退，头痛畏寒，全身酸痛，咽痛流涕，胸闷纳呆，咳吐黄稠黏痰。屡进解热镇痛、抗菌消炎、止咳化痰、抗病毒的药物不解，遂求治于余。

现症：头痛畏寒，高热（38.5℃），全身酸痛，体倦乏力，咳嗽咽痛，咳吐黄痰，胸闷纳呆，面色微黄，舌质正常，舌苔白，脉滑数。

既往病史：既往身体不健，食欲不振，消化不良，大便溏薄（患有慢性结肠炎）。

当时正当流感流行季节，诊断为流感，乃素体虚弱，内有痰湿，感染疫毒，从阳化热，邪正交争之故。当时我已用消风败毒散加减治疗此病数十例，疗效满意。故开方如下：党参10克，防风12克，茯苓10克，桔梗10克，枳壳10克，柴胡10克，前胡10克，羌活12克，独活12克，川芎15克，板蓝根30克，藿香12克，半夏10克，甘草6克。姜枣为引，日1剂，3剂。

3月25日复诊：药后除头痛略减外，其他并无明显减轻，反增头晕目眩，精神也不如以前。查咽部红肿，舌脉从前。余思之良久：该患者素有痰湿，复感疫毒之邪，毒湿相结，正邪相搏，阻碍气机，所以高热头痛，全身酸痛，胸闷纳呆；湿热疫毒搏结咽喉，所以咳嗽咽痛；湿热生痰，所以咳吐黄痰；湿热内蕴，所以舌苔白，脉滑数。应用疏风退热、清热解毒、芳香化湿、利气清痰、扶正败毒的消风败毒散化裁治疗，按理说药证相符，可为什么没有疗效呢？忽然一个念头闪入脑海：疾病发展到这个阶段，患者应当口苦咽干，舌红苔黄。最起码应该口干舌燥，舌苔发黄。是病人体质虚弱，症状反应不全面？还是纷杂的症状中只有一点能够反映出本病的病机？"苔白不渴"是否就是本证的焦点？继而思之：胸闷纳呆是否就是三仁汤的适应证"胸闷不饥"？全身酸痛是否就是三仁汤的适应证"四肢酸楚"？如此看来：头痛畏寒、苔白不渴、胸闷不饥、四肢酸楚、面色淡黄不正是三仁汤的适应证吗？至于咽喉疼痛、咳吐黄痰、脉象滑数等脉象确和三仁汤证的病机"邪入气分，尚未化热"不符，但流感病毒属疫疠之邪，变幻莫测，不可以常规视之。遂悟该病的病机是：痰湿之体，感染疫毒，从阳化热，卫气同病，湿热弥漫。即改用宣利三焦湿热的三仁汤加减：杏仁 15 克，白蔻仁 10 克，薏苡仁 30 克，板蓝根 30 克，贯众 15 克，半夏 10 克，厚朴 12 克，竹叶 10 克，枳壳 10 克，白通草 6 克，滑石（布包）30 克，甘草 6 克。水煎服，日 1 剂，3 剂。

3 月 28 日再诊：服上药 3 剂后，高热咽痛、头痛畏寒、咳嗽吐痰诸症皆除，但稍有低热（体温 37℃），自觉体质虚弱，食欲不振，苔白脉濡。余即以党参 10 克，白术 10 克，薏苡仁 30 克，淡竹叶 10 克，茯苓 12 克，藿香 10 克，焦三仙各 10 克，板蓝根 15 克，甘草 6 克。3 剂，健脾祛湿，助正达邪。

又治王某，男，48 岁，农民。

发热 3 天，头痛恶寒，浑身酸痛，咳嗽流涕，咽喉肿痛，恶心呕吐，食欲不振，在家按流感输液 2 天，效果不理想而于 1975 年 4 月 10 日求治于余。

第二章 ◎ 三仁汤之热病治验

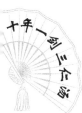

现症：高热（体温 38℃），头痛恶寒，浑身酸痛，咽喉疼痛，鼻流清涕，干咳无痰，自述午后热甚，恶心厌食。查咽部红肿，化验淋巴细胞增高，舌苔白腻，脉浮数。

此时正值当地流感流行。乃感染疫毒，与素体痰湿搏结，化为湿热，充斥三焦，邪正相争，卫气同病。湿热弥漫，邪正相争，故发热、头痛畏寒、周身酸痛；湿热疫毒搏结咽喉故咽喉疼痛；湿热之邪弥散上焦则咳嗽流涕，弥散中焦则恶心厌食；湿热蕴结阳明则午后热甚；舌苔白腻，脉象浮数皆湿热内蕴、疫毒犯肺之象。治宜宣畅三焦、清热利湿、解毒。板蓝根 30 克，大青叶 30 克，炒杏仁 15 克，白蔻仁 10 克，薏苡仁 30 克，清半夏 10 克，白通草 6 克，淡竹叶 10 克，滑石（布包）30 克，羌活 12 克，防风 12 克，甘草 6 克。水煎服，日 1 剂，3 剂。

4 月 13 日复诊：药后诸症减轻，苔白脉濡。效不更方。原方继进 2 剂以巩固疗效。

按： 李姓患者素体虚弱，感受疫毒，与体内素蕴之痰湿相合，化为湿热。湿热疫毒弥漫三焦，邪正相争，卫气同病。阻碍气机则高热、头痛、畏寒、咳嗽、流涕、全身酸痛；湿热疫毒搏结咽喉则咽喉疼痛；湿热之邪弥漫上焦，气机不利则胸闷、咳吐黄痰；弥漫中焦影响脾胃运化则纳呆；舌苔白、脉滑数皆湿热内蕴之象。由于我读书不精不专，临床经验匮乏，临证时不能知常达变，误认为该证是素体虚弱，感染疫毒，正不胜邪，毒热壅盛。采用消风散热，助正驱邪的"消风败毒散"加减治疗，由于病机不符，药不对证，犯了"湿热禁汗"的律条，误伤了心阳，结果不但效不遂愿，反而产生了头晕目眩、精神萎靡的副反应。王姓患者湿热弥漫三焦之象比较明显，一开始就采用三仁汤治疗，取得了比较满意的效果。可见宣上、畅中、渗下，通利三焦是清利湿热的唯一正确途径。至于先贤认为本方最适应的病机是"邪入气分，尚未化热"，可能是觉得本方无解毒退热药品之故。实践证明本方加入清热解毒、透热转气的药物后对治疗"邪入气分，已经化热"的病症也有桴鼓之效。

第三节　三仁汤治疗暑瘟

一般流行性乙型脑炎可参考暑瘟进行治疗，流行性乙型脑炎多见于0~14岁儿童，但近年来成人及老年人也不少见。中医认为本病内因乃正气虚弱，不耐暑、湿、热三气，暑湿邪毒经肌肤表面传入，由表及里传变。暑邪内郁，易于化火，传变迅速，极易伤津劫液，闭窍动风。病邪按卫、气、营、血规律传变，病情逐渐加重。临床以高热、抽筋、昏迷三症为主，其病因分别为热、痰、风。实践证明，疫毒内侵，从阳化热，夹暑湿或与体内素蕴之痰湿相合，化为湿热，弥漫三焦，蒙蔽清窍，正气奋而抗争，邪正相争，动血动风，也是导致本病的基本病机之一。由于湿性重浊、黏腻，胶滞难除，此病往往缠绵难愈。

曾治赵某，女，32岁，农民。

患者于两周以前因高热、头痛呕吐在当地及县医院治疗无效而

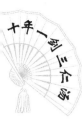
转省二院诊治，省二院诊断为乙脑。住院治疗 10 天，高热消除，头痛减轻，偶现呕吐，患者自动出院。出院后，仍每日静点、口服从省二院带回来的药品，治疗四五日，症无进退，遂于 1984 年 8 月 20 日邀余赴诊。

现症：头痛如裹，偶有呕吐，面色黄白，自汗不止，浑身酸懒，食欲不振，自述每日下午 3~5 时发热怕冷。查体：体温 36.8℃，血压 100/70mmHg，舌质淡，舌苔腻而发灰，脉细而无力。

中医辨证：暑瘟。乃湿热弥漫三焦，气机不利之故。湿热内蕴，卫阳被遏，气机不利则头痛、浑身酸懒；湿热熏蒸清窍则头痛如裹；湿阻中焦，脾胃运化失司，气机不畅则恶心呕吐，食欲不振；湿为阴邪，旺于申时，邪正交争故每日 3~5 时发热怕冷；湿热熏蒸，则面色发黄，苔腻而灰；患病日久，正气虚弱，则面色发白，自汗不止，脉细无力。

治疗宜清热利湿，助正达邪。川芎 15 克，蔓荆子 15 克，板蓝根 30 克，党参 12 克，杏仁 10 克，薏苡仁 30 克，白蔻仁 10 克，厚朴 10 克，半夏 10 克，滑石（布包）30 克，淡竹叶 10 克，甘草 6 克。姜枣为引，水煎服，日 1 剂，5 剂。方以三仁汤清利湿热，宣畅气机；加川芎、蔓荆子、生姜疏风止痛，板蓝根清热解毒，清除乙脑病毒，党参、大枣益气扶正，甘草调和诸药。

8 月 25 日我刚一上班，患者即找到单位，喜形于色，自述服药后诸症已除，只是身体虚弱，纳谷不香。我赶紧把她让到诊室，详细复诊：病人面色黄白，仍有自汗，食欲不振，体倦乏力，舌质淡白，苔薄白，脉沉细无力。由于患者不喜服汤药，无奈给她开了两盒人参归脾丸以资巩固。随访一年，患者体健如初。

第四节　三仁汤治疗中暑

中暑是在暑热天气、湿度大以及无风的环境条件下发生的一种疾病，以中枢体温调节功能障碍、汗腺功能衰竭和水电解质丧失过多为特征。根据发病机制和临床表现不同，通常将中暑分为热痉挛、热衰竭和热（日）射病。上述三种情况可顺序发展，也可交叉重叠。热射病是一种致命性疾病，病死率较高，临床应高度重视。中暑的发病机理，中医认为：天暑地热之时，在高温环境中工作，或在烈日下远行曝晒过久，感受暑热之邪，或暑湿秽浊之气伤人，闭塞清窍，清升浊降不能，气化失常，导致阴阳气血失和而发病；或年老体弱或病后正气不足，阴津亏损；或产后血虚，或疲劳过度、睡眠不足、汗出过多等致正气虚损，不耐暑热，感而病发。以头晕、出汗、心悸、胸闷、恶心、疲乏无力，甚至高热、神昏、烦躁、抽搐为主症。临床有伤暑和中暑之别，起病缓慢，病轻者为"伤暑"；发病急骤，病重者为"中暑"。我在近四十年的临床实践中体会到：暑为湿热之邪，耗气伤津。清利湿热、宣畅气机也是清暑保津、维护正气的重要方法之一。

曾治孙某，男，52岁，干部。就诊日期：1988年7月23日。

近5日来，头痛头昏，心慌气短，恶心呕吐，食欲不振，浑身

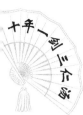

无力，四肢酸懒，自感低热。曾自服藿香正气水、安乃近、维生素B6等无效。查体：体温37℃，舌质正常，舌苔白，脉濡略数。

四诊合参：此乃暑湿外侵，郁而化热，气机不畅，伤及元气，伤暑是也。原欲予清暑益气汤清暑解热、扶助正气，但转念一想，清暑益气汤清暑益气、保肺生津。治疗适应证当有口渴心烦、小便黄赤，此例患者口中不渴、小便不黄，脉现濡数，可能是暑湿化热、气机不畅之故，当选三仁汤加味治疗。

薏苡仁30克，滑石（布包）30克，白蔻仁10克，炒杏仁10克，藿香12克，厚朴10克，半夏10克，白通草6克，竹叶10克，甘草6克。水煎服，日1剂，3剂。

7月26日复诊：服药后诸症已除，略感头晕、乏力，四肢酸楚，舌脉从前。药证相符，效不更方，原方2剂。

7月28日出诊途中路遇患者，患者喜形于色，告知服药后神清气爽，诸症豁然。

又治杨某，男，31岁，农民。1990年8月1日就诊。

患者夏天中午劳动回来后即高热寒战，头痛呕吐，略感头晕，胸脘胀满，腹痛腹泻，急来我处就诊。患者面色通红，体温39.5℃，舌苔白，口渴不欲饮水，脉弦细数。此时正值三伏，天气闷热，烈日当头，令人窒息。"中暑"使然。马上静点盐水、5%葡萄糖、氢化可的松、庆大霉素、维生素B6以救急；同时清暑解热、和中化湿、降逆止泻。藿香15克，香薷12克，大腹皮30克，苏叶12克，茯苓10克，半夏10克，竹茹10克，白芷10克，白术10克，甘草6

克。水煎服，日1剂，2剂。

输液以后，患者体温降至正常（36.5℃），但不到半夜体温又升至39℃，第二天又按上方输液一天。

8月3日再诊：患者输液后，体温再次复常，但不到半夜体温又起，还是39℃，自觉胸腹胀满，不饥不渴，舌脉从前。我想这里面肯定有问题，为什么体温降下来就巩固不住呢？会不会是"三仁汤"证的头痛畏寒、胸闷不饥、苔白不渴呢？遂继续输液，用药同前；中药改用清热利湿、祛暑退热、宣畅气机之法：薏苡仁30克，藿香15克，炒杏仁12克，白蔻仁10克，香薷12克，厚朴12克，半夏10克，滑石（布包）30克，淡竹叶10克，青蒿15克，甘草6克。水煎服，日1剂，2剂。

8月4日再诊：昨天输液后，体温降至正常，今天天亮后略有反弹，但也只不过是37.5℃，余症同前，舌苔白，脉弦而无力。药已切入病机，停止输液，中药原方继进。

8月5日再诊：昨日服中药后，高热未发，余症减轻，今晨开始进食，只是纳谷不香，略显恶心，舌脉从前。原方去香薷、青蒿，加焦三仙各10克以善其后。

按：孙姓患者系脑力劳动者，体质纤弱，暑湿外侵，郁而化热，伤及元气，治疗宜清暑益气。但不管哪个清暑益气汤，其适应证都有心烦口渴、小便短赤、脉虚，而此例患者没有此症状，苔白不渴，脉濡略数，显然是湿热内停、气机不利、伤及正气之象。故未用清暑益气汤而用三仁汤加藿香清热利湿、宣畅气机，使湿热得除、中焦健运、正气自复。

杨姓患者高热寒战，头痛呕吐，腹痛腹泻，胸脘胀满，"中暑"之象昭然。然患者渴不欲饮，苔白脉弦，胸闷不饥，显然在中暑的同时兼有三仁汤证。但我临床经验不足，初诊时没有考虑到这些，仅凭高热寒战、头痛头晕、呕吐腹泻、脘腹胀满误认为普通中暑而用藿香正气散加减治疗，忽视了清利湿热、宣畅气机在治疗过程中的重要性，故用药虽众，效果难以如愿。后来痛定思痛，认识到了自己用药的偏差，改用清热利湿、解暑退热、宣畅气机的三仁汤加减治疗，西药虽未更改而效遂人愿。

第五节　三仁汤治疗伤寒、副伤寒

伤寒与副伤寒是常见的夏秋季节的全身性急性消化道传染病，多发于儿童及青壮年。除病原体、免疫性各不相同外，在病理变化、流行病学及临床症状方面极为相似。伤寒是由伤寒杆菌引起的急性消化道传染病，副伤寒是由甲、乙、丙三种沙门菌经消化道传染所致，主要病变是肠壁淋巴组织增生与坏死。典型的临床症状为持续发热、相对缓脉、玫瑰疹、脾肿大及白细胞减少等，严重者可并发肠出血、肠穿孔、胆囊炎、心肌炎等。

中医认为本病属"湿温"范畴，其发病原因主要是由外感湿热，湿热熏蒸于中焦，伤及胃肠；湿热熏蒸，充斥三焦，内伤脾胃而食欲减少，腹胀胸闷；外损卫表而发热恶寒，有汗而热不解。湿热郁蒸不解则化燥化火，燔灼气血，耗津伤液，内则因热而肠腑燥实，传导失司，最终导致便秘；外则熏灼肌肤而皮肤灼热；若火热日盛，气营两燔，内闭心包，蒙蔽神明则谵妄、昏睡和昏迷；热犯营血，伤及血络则外发斑疹，伤及肠道则便血，腐化肠壁则穿孔；便血不止，阴血亏虚，气失所附，则可气随血脱。由于导致该病的主要原因是湿热熏蒸，充斥三焦。所以从清热利湿的角度来探讨该病的治疗法则，具有非常重要的意义，而三仁汤是清热利湿的代表方剂，不少临床医生都习惯用三仁汤加减治疗本病。

曾治王某，女，40 岁，农民。

患者因患伤寒在县医院住院治疗十余日，症状不减反重，患者自动出院。出院后高热益甚，皮疹不退，大便干结，数日不行，恶心呕吐，水米不进。家属意为患者大限已到，已不抱任何希望。但为了"尽人事，听天命"，邀我到家看看有没有办法，遂于 1986 年8 月 3 日赴诊。

现症：体若燔炭，不近衣被，恶心呕吐，胸背部、大腿内侧有数处玫瑰色皮疹，神识昏糊，言语謇涩，时有谵语，偶有咳嗽。查体：体温 39.5℃，肺部少许湿性啰音，脘腹胀满而硬，触诊不满意，肝脾未触及，舌质红绛，舌苔黄厚略黑，脉弦。

此为湿温。乃湿热弥漫，充斥三焦，日久不解，郁而化火，伤及血络，蒙蔽神明，熏蒸肠胃，升降失司之故。面对这样一位病情错综复杂、命悬一线的患者，我甚感茫然。但救死扶伤是医生的天职，为了履行自己的使命，我只得搜肠刮肚，尽自己生平所学，勉强罗列了一张处方：薏苡仁30克，杏仁15克，白蔻仁10克，大黄（后下）15克，生地15克，牡丹皮15克，厚朴12克，半夏10克，滑石（布包）30克，淡竹叶10克，羚羊角粉（冲）2克，冰片（研，冲）1克，生甘草10克。水煎服，日1剂，2剂。

8月4日家属又来，面有喜色，说昨日服药后大便已下，呕恶减轻，神识稍清，精神好转，邀我再去家中看看，我如约而至，果如家属所说，患者腹部稍软，恶心呕吐大减，应答基本准确，仍不思饮食，身上玫瑰疹犹存，体温38.4℃，舌脉从前。看来药已中的，嘱家属让患者将另一剂药服下，再看疗效。

8月5日再次赴诊：患者服药后，泻下稀便，腹部柔软，恶心呕吐已除，神志清楚，仍不思饮食，查体：体温38℃，玫瑰疹已模糊不清，肝脾仍未触及，舌红苔黄厚，脉象沉细。气血两燔，阳明腑实之象渐除，应改用益气养阴、清热利湿之法调治，调整处方如下：西洋参10克，薏苡仁30克，杏仁15克，白蔻仁10克，滑石（布包）30克，淡竹叶10克，厚朴10克，大黄6克，生地15克，青蒿15克，甘草6克。水煎服，日1剂，3剂。

8月9日患者来诊：药后神清气爽，恶心呕吐已除，皮色正常，近两天来，每餐能喝一碗小米粥，一支人参蜂王浆，舌质正常，苔薄黄，脉沉细无力。湿热渐除，正气渐复，不可滥用补品，以防助湿填热，嘱其停服人参蜂王浆，改服西洋参口服液、红枣、蜂蜜等补品，饮食宜清淡，易于消化。处方改为：西洋参10克，白术10克，茯苓10克，薏苡仁30克，杏仁10克，白蔻仁10克，淡竹叶

10 克，滑石（布包）30 克，陈皮 10 克，焦三仙各 10 克，甘草 6 克。隔日 1 剂以善其后。

又治习某，女，44 岁，农民。

近一周来，高热不退，恶心呕吐，腹部胀满，食欲不振，大便干结，输抗生素、激素等 5 日高热不减，于 1988 年 9 月 19 日求余诊治。

现症：高热头痛，表情淡漠，虽高热而不出汗，恶心呕吐，脘腹胀满，食欲不振，舌质淡，舌苔黄腻，脉缓滑。查体：体温 38.2℃，剑突下压痛，脾脏可触及，质软而边缘光滑。

根据患者的临床症状和发病季节，考虑患者可能是伤寒。乃体质虚弱，卫外功能减退，感受湿热疫毒，正邪交争之故。拟清热利湿、宣畅三焦：薏苡仁 30 克，炒杏仁 10 克，白蔻仁 10 克，滑石（布包）30 克，竹叶 12 克，半夏 10 克，厚朴 12 克，通草 6 克。水煎服，日 1 剂，3 剂。同时嘱患者去上级医院做一个肥达氏反应。

9 月 22 日复诊：服药后高热稍退，余症同前，舌脉如故。查体：体温 37.6℃，剑突下仍有压痛，脾脏可触及。患者去县医院做了个肥达氏反应，结果阳性。这说明原先的判断无误，乃嘱咐患者不要心急，坚持治疗，原方 3 剂。

9 月 25 日再诊：药后高热消退，呕恶消除，大便正常。仍脘腹胀满，食欲不振，剑突下压痛减轻，脾脏仍可触及，黄腻之苔渐去，脉象从前。原方 3 剂。

患者服药后，腹胀消失，食欲复常，未再继续治疗。

按：王姓患者感染湿热疫毒之邪，弥漫全身，充斥三焦，久留不去，郁而化火，邪正交争故体若燔炭，不近衣被；伤及血络则外发斑疹；伤及胃肠，传导失司则恶心呕吐、不思饮食、大便干结；湿热之邪侵犯心包，蒙蔽神明则神识昏糊，言语謇涩，时有谵语；湿热弥漫上焦，肺失宣降故肺部有少许湿性啰音；舌质红绛，苔黄厚而黑，脉弦，皆湿热疫毒深入营血，弥漫全身之象。既有伤寒阳明腑实之证；又有温病热入营血之象。虚实错杂，症状纷乱。治疗时稍有差错患者即命丧九泉。我初次接诊该患者，的确有一种如临深渊、如履薄冰的感觉。但仔细一想，患者虽然火热壅盛，却口中不渴，脉不显数象，这是湿热壅盛的特有征象。我就从这一点抓起，选用宣上焦、畅中焦、渗下焦而清热利湿的三仁汤，加大黄泄热通腑；加羚羊角透热转气；加生地、丹皮清营凉血；加冰片开窍醒神。由于辨证准确、选药精当，出现了始料不及的效果；习姓患者素体虚弱，感受湿热，邪正相搏，卫阳被湿邪所遏阻，所以高热头痛，虽高热而无汗出，表情淡漠；湿热困阻中焦，脾失健运，胃失和降，所以脘腹胀满，恶心呕吐；湿热内蕴，气机不利所以剑突下压痛，可触及脾脏；舌淡苔黄腻，脉缓滑，皆正气不足，湿热内蕴之象。按理说这个患者的脉象应该滑数，而这个患者却缓滑，这正是伤寒患者的特征性脉象。本例患者自始至终都是用三仁汤清热利湿，宣畅三焦，取得了理想的疗效，可见三仁汤对伤寒的疗效不容置疑。

至于三仁汤治疗副伤寒，说句实话，我从医四十年，还真未见过它的"芳容"。没有临床实践，不敢妄加评论。不过我想：既然他们的临床症状、病理变化相同，而三仁汤又是医学界公认的治疗伤寒的有效方剂。那么副伤寒只要有三仁汤的适应证，放胆应用肯定会取得理想的效果。

第六节　三仁汤治疗布鲁菌病

布鲁菌病简称布病，也称波状热，是布鲁菌引起的急性或慢性传染病，属自然疫源性疾病，临床上主要表现为轻重不一的发热、多汗、关节痛等。

中医认为：布病是由于湿热毒邪经口或经皮肤经络外犯肌表，侵入中焦，伏于膜原，渐次入血，伤及肝脾，损及全身而成。湿热浸淫，表卫失权，则发热多汗；邪郁经络，血行受阻，则关节游走疼痛，肝脾肿大。热盛者，阴液耗损、壮热烦渴；湿盛者，气机受阻，头痛身重，肌肉关节酸痛。若病邪迁延，元气耗伤，气血阻滞，络脉瘀阻，则心烦失眠，关节疼痛，筋脉拘急。可见湿热毒邪在布病整个发病过程中都占有举足轻重的地位，清热利湿在布病的治疗过程中显得尤为重要。

曾治郑某，男，44岁，农民。

近半年来，经常低热，全身乏力，关节酸痛，精神不振，曾多方求治，未见成效，家属和本人都以为是神经症，干脆置之不理。近几日自觉症状加重，已无法下田劳动，始引起注意，于1986年9月12日求余诊治。

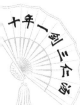
现症：浑身乏力，精神不振，全身关节酸痛，食欲正常，二便自调。舌淡苔白，脉弱。查体：体温37.5℃，肝脾未触及。患者系奶牛专业户，家中大小奶牛六头。

根据患者症状及家庭情况，我怀疑患者得的是布病。乃湿热毒邪经肌表入侵，蕴于中焦，伏于膜原，渐次入血，累及全身之故。拟议清热利湿之剂清疫毒，扶正气：薏苡仁30克，炒杏仁10克，白蔻仁10克，藿香10克，佩兰10克，滑石（布包）30克，竹叶10克，半夏10克，厚朴10克，茯苓10克，威灵仙15克，甘草6克。水煎服，日1剂，5剂。同时嘱其到省防疫站做一下化验，看是不是得了布病。

9月19日复诊：患者服药后精神好转，关节酸痛减轻，到省防疫站做了个化验，还未取出结果。舌脉从前。原方去甘草，加忍冬藤30克，5剂。

9月25日再诊：服药后诸症明显减轻，患者自觉身体已无大碍，恢复了正常的体力劳动，同时省防疫站的化验结果已取回，证实为布病。这充分说明了原先判断的正确性，更提高了患者战胜疾病的信心。患者舌质仍淡白，舌苔薄白，脉细。原方去滑石，加白术12克，10剂。

患者服完药后，自觉神清气爽，体力如初。乃嘱其服土霉素一个月以资巩固，同时告诉他择时去省防疫站再做一个化验，看看治疗结果。但患者没在意，没去化验，一年后随访，体健如初。

又治杨某，男，50岁，农民。1988年3月6日就诊。

一年多来，关节疼痛，四肢一伸即"嘎巴"声响，肢体倦怠，精神不振，严重影响劳动，曾四处求医，激素、消炎止痛药服用无数，效果不显著。

现症：表情淡漠，精神不振，自述四肢关节疼痛，稍一活动四肢即"嘎巴"声响，脘腹胀满，食欲不振，体力明显下降，舌淡苔白，脉濡。患者家中喂有一头牛，是助耕的牲畜。

根据患者的临床症状和家庭情况，我考虑患者可能是患了布病。乃素体虚弱，卫阳不固，湿热疫毒乘虚而入。拟健脾祛湿，佐以清热：白术（土炒）15克，五加皮12克，薏苡仁30克，炒杏仁10克，白蔻仁10克，滑石（布包）15克，厚朴12克，半夏10克，竹叶10克。通草6克，威灵仙12克，甘草6克。水煎服，日1剂，5剂。嘱患者去石家庄做一个化验，看是不是布病。

3月12日复诊：服药后精神好转，关节疼痛减轻，余症如故，舌脉从前，原方5剂，继服。

3月17日再诊：服药后诸症消除，仍关节疼痛，已很轻微，不影响劳动。患者去石家庄做的化验结果已取回，果然是布病。舌质正常，苔薄白，脉弦细无力。原方去白术、滑石，加秦艽10克，全蝎10克。隔日1剂，8剂。

患者服药后，关节疼痛消失，食欲正常，体力如初。

按：郑姓患者感受湿热疫毒，侵入中焦，伏于膜原，渐次入血，损及全身。湿热浸淫，表卫失权则低热；湿邪壅滞，气机受阻，则全身关节酸痛；久病体虚，元气受损，则精神不振、浑身乏力。以三仁汤清热利湿，加茯苓是为增强其健脾渗湿之力；加藿香、佩兰芳香辟秽，加强利湿和中之效；加威灵仙通经活络止痛。三诊时湿象渐去，正气未复，故去滑石，加白术，以加强健脾化湿之功。药证相符，效果理想；杨姓患者素体虚弱，卫阳不固，湿热疫毒乘虚而入，留滞关节，所以关节疼痛，动则"嘎巴"声响；湿热之邪侵入中焦，损伤脾胃，所以脘腹胀满，食欲不振；湿为阴邪，易伤阳气，所以肢体倦怠，精神不振，影响劳动。用三仁汤清热利湿，宣畅三焦，加土炒白术为加强其健脾祛湿之功，使脾阳振奋，精神抖擞，体力自复。加五加皮、秦艽、威灵仙、全蝎加强其祛风除湿、通络止痛之功。以上两例患者的治疗过程说明了三仁汤对于布病的疗效。

三仁汤与肝胆病治验

肝胆相连，互为表里，关系密切，荣辱与共，位居中焦，功在下焦，惧湿怕热。湿热熏蒸，最易影响肝胆的疏泄，致生疾病。三仁汤清热利湿，宣利三焦，凡湿热引起的肝胆疾病，应用三仁汤可恢复肝胆的疏泄功能。

第一节　三仁汤治疗急性黄疸型肝炎

黄疸型肝炎是由于肝炎病毒破坏肝细胞，肝组织重构，胆小管阻塞，致使血中胆红素升高，皮肤、黏膜、巩膜发黄为主症的一型肝炎。正常血液中的总胆红素低于 $17.1\mu mol/L$，当血液中的总胆红素在 $17.1 \sim 34.2\mu mol/L$ 时，虽胆红素高但不显黄疸称为隐性黄疸，高于 $34.2\mu mol/L$ 时黄疸肉眼可见，称显性黄疸。通常将黄疸型肝炎分为三个阶段：黄疸前期多以发热起病，伴以全身乏力，食欲不振，厌油，恶心，甚或呕吐，常有上腹部不适、腹胀、便秘或腹泻；少数患者可出现上呼吸道症状，或皮疹、关节痛等症状。尿色逐渐加深，至本期末尿色呈红茶样。肝脏可轻度肿大，伴有触痛及叩击痛；黄疸期尿色加深，巩膜及皮肤出现黄染，且逐日加深，多于数日至2周内达高峰，然后逐渐下降。黄疸出现后发热很快消退，而胃肠道及全身乏力症状则加重，但在黄疸即将减轻前即迅速改善；恢复期黄疸消退，精神及食欲好转。肿大的肝脏逐渐回缩，触痛及叩击痛消失。肝功能恢复正常。

中医认为：急性黄疸型肝炎属"阳黄"范畴，系感受湿热疫毒之邪，蕴郁脾胃，熏蒸肝胆，迫使胆汁疏泄失常，外溢肌肤所致。治疗分为热重于湿、湿重于热、湿热并重三个类型。我体会，三仁汤治疗"湿重于热"兼有"脾虚不运"型的黄疸型肝炎效果比较理想：证见身目俱黄，面色晦暗不甚鲜明，头身困重，倦怠乏力，胸脘痞闷，食欲不振，便溏尿黄，舌苔白腻或微黄，脉弦缓或濡缓。从治疗阶段讲，我认为它对黄疸前期和恢复期的肝炎疗效确切，在黄疸期还是应用教科书所规定的"茵陈五苓散"效果最好。脉证要点是头身困重、胸脘痞闷、食欲减退、腹胀便溏、口中不渴、苔白腻或微黄、脉弦缓或濡缓。

曾治习某，男，33岁，农民。

主因食欲不振、恶心呕吐、厌恶油腻、倦怠乏力于1986年4月12日求余诊治。

患者低热，面色微黄，精神不振，胸脘憋闷，恶心呕吐，厌恶油腻，食纳欠佳，浑身酸懒。查体：体温37.5℃，巩膜黄染，肝区叩痛，肝肋下1.5厘米，触之微痛，质软而边缘光滑，舌质正常，舌苔白，脉弦细略数。

化验：乙肝表面抗原阴性；麝浊 15 单位，麝絮（+++），锌浊 12 单位；谷丙转氨酶 240 单位。

诊断为急性黄疸型肝炎，乃感染湿热疫毒，蕴郁脾胃，熏蒸肝胆，气机不利，胆汁疏泄失常之故。拟议清热利湿、疏肝利胆、健脾和胃为治：柴胡 6 克，白芍 12 克，薏苡仁 30 克，炒杏仁 10 克，白蔻仁 10 克，滑石（布包）30 克，厚朴 15 克，半夏 10 克，淡竹叶 10 克，白通草 6 克，茵陈 30 克，甘草 6 克。姜枣为引，日 1 剂，7 剂。

4 月 19 日复诊：服药后精神好转，胸脘憋闷，浑身酸懒已除，偶有恶心，食欲不振。查体：体温 36.8℃，巩膜黄染减轻，肝脏触诊、舌脉从前。药已切中病机，效不更法。原方去淡竹叶，加板蓝根 30 克，7 剂。

4 月 26 日再诊：服药后面色好转，诸症已除，肝区仍有叩痛，肝脾未触及，舌脉从前。方用：薏苡仁 30 克，炒杏仁 10 克，白蔻仁 10 克，白术 10 克，半夏 10 克，白芍 12 克，柴胡 6 克，滑石（布包）30 克，白通草 6 克，甘草 6 克。姜枣为引，5 剂。

患者取药后，再未来诊，一个月后路遇患者，询知患者自那次取药后，自觉神清气爽，身体已无大碍，自行去县医院做了一个肝功检验，结果一切正常，就买了两瓶"肝复灵"以作巩固。随访 1 年，未复发。

又治季某，男，50 岁，农民。

患者 3 个月前患急性黄疸型肝炎，走遍了大小医院、诊所，中

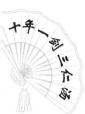

西药品服用无数，黄疸持续不降，身体状况日下，患者非常着急，经人介绍，于2001年11月10日求余诊治。

现症：面色发黄，不甚鲜亮，巩膜黄染，食欲不振，体倦乏力，四肢酸懒，胸胁不舒，腹部胀满，舌体偏大，舌苔白，脉弦细无力，查体肝肋下1厘米，质软而边缘光滑。病人非常细心，带来了每次看病的处方，其中也有几张中药处方，绝大部分是茵陈、茯苓、猪苓、大黄、栀子、白术、附子之类，有的偏寒、有的偏热、都离不开茵陈蒿汤化裁，就是没有清热利湿、宣利三焦的方子。我想患者身目俱黄，黄色不甚鲜亮，必是湿重于热；食欲不振，体倦乏力，四肢酸懒，必是湿热困脾；胸胁不舒，腹部胀满，必是三焦不畅；舌胖苔白是湿邪内蕴之象；湿热内停，肝郁脾虚，日久脉必弦细无力。于是拟定了一张清热利湿、宣通三焦的方子：薏苡仁30克，炒杏仁12克，白蔻仁10克，滑石（布包）30克，淡竹叶10克，茵陈30克，丹参30克，厚朴10克，半夏10克，通草6克，甘草6克。水煎服，日1剂，5剂。

11月16日复诊：患者服药后食欲增强，精神好转，诸症减轻，苔白稍减，脉仍弦细无力。效不更方，原方继进，5剂。

11月21日再诊：服药后诸症大减，胸闷腹胀已除，四肢虽然酸懒但精神好转，面目俱黄但色泽减轻，仍食欲不振，舌体仍较大，苔薄白，脉弦细。原方去杏仁，加白术10克，10剂。

患者服完药后，病情基本痊愈，面色正常，化验肝功基本正常。因患者惧怕服药，未再继续巩固治疗。

按：习姓患者属黄疸前期，季姓患者属黄疸恢复期，二者都有湿热困脾、三焦不利的症状，应用三仁汤加味皆取得了理想的效果。

第二节　三仁汤治疗乙肝

乙肝作为一种慢性肝病，困扰着许多患者，因其具有通过血液、体液等多种渠道传播的能力，传染性强，发病率高，且缠绵难愈，备受医患双方的关注。作为一名医务工作者，积极探求乙肝简单而有效的治疗方法责无旁贷。人体感染乙肝后初期症状并不明显，但随着时间的积累，症状会越来越重，患者应及早治疗。中医作为传统"国粹"，在治疗乙肝方面的功效越来越被国内外人士所接纳。

中医认为，乙肝病毒属于一种湿热疫毒邪气。临床研究也发现，湿热阻滞是慢性乙肝最主要的中医临床证型。一般将其分为湿热和湿浊两种证型。

湿热型患者比较多，表现为口干口苦，渴喜冷饮，小便黄赤，吃了煎炸食品容易上火，舌苔黄厚而腻，脉弦数或滑数。治疗一般选茵陈蒿汤、龙胆泻肝汤为主方，酌加板蓝根、半枝莲、山豆根、虎杖、柴胡、白花蛇舌草等。

湿浊型患者比较少见，它与湿热型的区别在于舌苔虽然厚腻却不黄；可能也有口干口苦却不欲饮水，脉象濡或弦细。最主要的、最具代表性的特点是有明显的身体困重的感觉，每天都觉得很累，好像背着很沉重的东西。湿浊患者，胃口一般比较差，还有口中黏

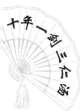

腻的感觉，大便也是黏滞不爽的。湿浊型患者千万不能单纯应用清热利湿的药物，这样会损伤脾胃，使湿浊胶滞难除，应用三仁汤宣畅三焦，清热利湿。

曾治张某，男，40岁，农民。

主因食欲不振、厌恶油腻、身体困重、倦怠乏力一个多月去县医院诊断为乙肝小三阳，求医无数，去过多家医院治疗乏效。于2001年6月18日就诊。

现症：食欲不振，体倦乏力，精神欠佳，头身困重，大便黏腻而稀薄，舌质淡白，舌苔白，脉弦细无力，查体肝肋下1.2厘米，质软而边缘光滑。

证属湿浊内蕴，弥漫三焦，气机不利。薏苡仁30克，杏仁10克，白蔻仁10克，滑石（布包）30克，柴胡6克，白芍12克，板蓝根30克，淡竹叶10克，通草6克，厚朴10克，半夏10克。水煎服，日1剂，6剂。

6月25日复诊：药后食欲增强，体力稍复，精神好转，头重减轻，仍肢体困重，大便溏薄，舌淡苔白，脉弦细无力。原方去厚朴，加白术12克，5剂。以后均以此方为基础加减化裁，先后服药40余剂，自觉身轻体健，经上级医院化验两次肝功正常，随访至今，未再复发。

按： 此例患者感染湿热疫毒，充斥三焦，影响肝脏，肝郁脾虚。脾虚胃弱则食欲不振；波及肠道，传导失司则大便溏薄；湿性重浊黏腻，故患者头身困重，大便黏腻；肝郁脾虚，正气不足则体倦乏力，精神欠佳；舌淡苔白，脉弦细无力皆湿热（湿浊）内蕴，肝郁脾虚，正气不足之象。故用三仁汤清利湿浊，兼清湿热，宣畅三焦，调理气机。由于诸症皆源于肝，故用柴胡、白芍疏肝柔肝，促进肝功能恢复；由于乙肝病毒属湿热疫毒，故用板蓝根清热解毒抗病毒，为肝功的恢复扫清障碍。二诊时湿浊始退，正气渐复，考虑厚朴虽苦温燥湿，但有破气滑肠之嫌，故去厚朴加白术以加强健脾燥湿之功，由于立法准确，选药对证，所以取得了理想的效果。

第三节　三仁汤治疗胆囊炎

胆囊炎是细菌性感染或化学刺激（胆汁成分改变）引起的胆囊炎性病变。有急性和慢性之分，急性胆囊炎主要表现为右上腹持续性疼痛，阵发性加剧，可向右肩背放射，常伴发热、恶心呕吐；慢性者无特异改变，常见的是右上腹部或心窝部隐痛，食后饱胀不适，进食油腻食物后可有恶心，偶有呕吐。

中医认为，胆囊炎虽有急、慢性之分，但都是饮食和情志所致。患者饮食不节，或情志不畅，肝胆气滞，湿热蕴阻中焦，损伤脾胃，滋生湿热，热毒熏蒸肝胆，气滞血瘀，肝失疏泄，胆失通降，土壅木郁；或肾气不足，水不涵木，肝胆气机不利，胆失通降之故。慢性胆囊炎部分患者是由于急性期未能彻底治愈，迁延日久而致，常伴胆石症。由于湿热熏蒸是导致胆囊炎的重要原因之一，清热利湿不失为治疗胆囊炎的有效方法。

曾治苏某，男，32岁，国家干部。

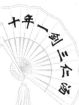

主因心窝部胀闷不适，食欲不振，厌恶油腻，偶有恶心呕吐，久治不愈。在省二院确诊为慢性胆囊炎，经治疗效果不佳而于2001年7月12日求余诊治。

现症：心窝部隐痛，胀闷不适，食欲不振，尤其厌恶油腻食物，口中黏腻，大便稀薄，胆囊区有压痛，肝胆未触及，舌质正常，苔白略厚，脉弦滑。

四诊合参：此湿热内蕴，熏蒸肝胆，肝失疏泄，胆失通降，伤及脾胃，木郁土壅之故。拟议疏肝利胆、清热利湿、健脾和胃之法调治。柴胡10克，茵陈20克，薏苡仁30克，杏仁10克，白蔻仁10克，滑石（布包）30克，厚朴12克，半夏10克，通草6克，白芍12克，陈皮10克。水煎服，日1剂，5剂。

7月18日复诊：药后心窝部胀闷感减轻，食欲好转，余症同前，舌脉如故。原方去陈皮，加白芍12克、淡竹叶10克，5剂。

8月2日再诊：服药后诸症减轻，饮食复常，舌苔白，脉弦。因患者路途较远，愿意多带几剂药回去。二诊原方10剂。患者取药后，再未来诊，一年后在县城遇见患者，知他自那次服药后自觉症状消除，复查了一个B超，胆囊复常，至今心口窝未显疼痛。

又治陈某，女，40岁，农民。经常右胁肋部疼痛，腹部胀满，偶有恶心呕吐，食欲不振，历时一年多。曾怀疑肝炎，但检查肝功、乙肝五项皆阴性，因而未再继续诊治。近五天来，胃脘部胀痛加重，恶心呕吐频发，患者非常难受，于2002年3月6日求余诊治。

现症：胃脘胀痛，连及胸胁，恶心呕吐，呕吐物酸苦，大便稀薄。体温不高，右胁下有压痛，肝脾未触及。舌质淡，苔黄腻，脉弦。B超显示：胆囊增大，胆囊壁增厚粗糙。

诊断为慢性胆囊炎急性发作，乃湿热内蕴，熏蒸肝胆，肝失疏泄，胆失通降，木郁克土，气机不利之故。拟议疏肝利胆、清热利湿、宣畅气机之法调治：柴胡6克，白芍12克，薏苡仁15克，炒杏仁10克，白蔻仁10克，延胡索10克，黄芩10克，滑石（布包）30克，淡竹叶10克，通草6克，半夏10克，川厚朴12克。5剂，水煎服。日1剂。

3月12日复诊：服药后诸症减轻，舌脉从前。原方5剂。

3月18日再诊：药后诸症已除，唯大便稀薄，食欲不振，舌淡苔白，脉弱。湿热之象渐除，脾胃虚弱，运化失常。原方去黄芩、厚朴，加白术、茯苓，3剂以善其后。

按：苏姓系慢性胆囊炎，患者湿热内蕴，充斥三焦。熏蒸肝胆，气机不利，疏通失和则胆区疼痛，心窝部胀闷；伤及脾胃则食欲不振，厌恶油腻，恶心呕吐；波及肠道，传导失司则大便泄泻。陈姓患者系慢性胆囊炎急性发作，患者湿热内蕴，熏蒸肝胆，肝失疏泄，胆失通降则胆区疼痛连及胸胁、胃脘，呕吐物酸苦、腹胀；木郁克土则食欲不振，恶心呕吐，大便稀薄。两者都有苔白厚或黄腻，脉弦滑或弦等湿热内蕴之候，病机都为湿热内蕴、熏蒸肝胆、木郁土壅、三焦失宣。故在疏肝利胆的基础上，应用清热利湿、通利三焦的三仁汤都取得了理想的效果。

第三章 ◎ 三仁汤与肝胆病治验

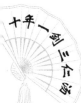
第四章

三仁汤之胃肠病治验

　　胃居中焦，职司受纳；肠居中下二焦，功专传导。二者同为消化系统的重要器官，关系密切，一荣俱荣，一损俱损，在病理上互相影响。湿热内停，弥漫三焦，最易伤及胃肠。伤及胃，气机不利，胃失和降则胃脘疼痛、恶心呕吐、食欲不振；伤及肠，传导失司，清浊不分则大便泄泻或便秘，甚至脓血杂下。

第一节　三仁汤治疗胃炎

　　胃炎是胃黏膜炎症的统称。为常见病，可分为急性和慢性两类。急性胃炎常见的为单纯性和糜烂性两种。前者表现为上腹不适、疼痛、厌食和恶心、呕吐；后者以消化道出血为主要表现，有呕血和黑便。慢性胃炎通常又可分为浅表性胃炎、萎缩性胃炎和肥厚性胃炎。慢性胃炎病程迁延，大多无明显症状和体征，一般仅见饭后饱胀、泛酸、嗳气、无规律性腹痛等消化不良症状。本病常见于成人，饮食不当、病毒和细菌感染、药物刺激均有可能诱发本病。

中医认为，本病多由饮食不节，损伤脾胃；或情志不遂，肝气郁结，肝气犯胃；或劳逸失常，或湿热犯胃，或湿困脾胃，脾失健运，胃脘失和；或久病体虚，中气不足，胃失所养，从而引发胃痛、呕恶、嘈杂等种种症状。

湿热犯胃或湿困脾胃型的患者胃脘疼痛、恶心呕吐、食欲不振；或胃脘痞闷、嘈杂难受、稍食即胀，口淡无味、渴而少饮、身重乏力、困倦懒动、肠鸣辘辘、大便稀薄、舌苔黄腻或白厚、脉滑数或濡细。

曾治杨某，男，26岁，农民。1982年7月17日就诊。

患者上午到镇上赶集，中午饥渴难耐，邀了几个好友去饭店要了几个凉菜、一捆冰镇啤酒搓了一顿。回家后即腹痛腹胀、恶心呕吐，急来我处就诊。

现症：身热，胸脘憋胀，腹痛难耐，恶心呕吐，呕吐酸苦物，查体：体温38℃，腹部叩诊呈鼓音，全腹无压痛反跳痛及肌紧张，舌质红，舌苔黄腻，脉滑数。素常体格健壮，嗜烟酒。

此为急性胃炎，乃素体湿热，蕴结胃腑，突遇冷物刺激，胃失和降，气机不利之故。拟议清热利湿、和中止痛、降逆止呕法调治：薏苡仁30克，滑石（布包）30克，杏仁10克，白蔻仁10克，半夏10克，厚朴12克，淡竹叶10克，藿香12克，元胡10克，白芍10克，代赭石（布包）30克，甘草6克。水煎服，日1剂，共2剂。针足三里（双）、天枢（双）、上巨虚（双）、中脘各一次，平补平泻。

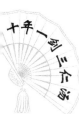
7月18日复诊：服药后诸症已除，唯舌红苔黄腻不减。说明急性胃炎已愈，湿热体质如故。嘱其戒烟酒，常服薏苡仁以调整湿热体质。

又治胡某，男，42岁，教师。就诊日期：2000年6月5日。

素常胃脘胀闷嘈杂，反酸，偶有呕恶，食欲不振，曾做胃镜确诊为慢性浅表性胃炎。也曾多次求医，服用中西药品，有的取效一时，有的全然无效，时发时止已两年有余，近日病情加重，特来求治。

现症：胃脘胀闷嘈杂，呕吐酸水，口中黏腻，恶心呕吐，食欲不振，头身困重，肢体酸懒，大便黏腻不成形，胃脘部按之疼痛，舌苔白腻，脉滑。

湿热内蕴，影响气机，胃失和降之象昭然。治以清热利湿，和胃止痛，降逆止呕：薏苡仁30克，杏仁10克，白蔻仁10克，川厚朴12克，半夏10克，白通草6克，白芍10克，海螵蛸15克，吴茱萸10克，大黄3克，甘草6克。姜枣为引，水煎服，日1剂，5剂。

6月12日复诊：服药后除恶心呕吐，大便黏腻感略减外，余症如故，舌脉从前。患者对治疗已丧失信心，不愿继续服中药，要求开点西药以图暂安。我告诫患者，湿热之邪，胶滞难除，宜从缓图治，不可操之过急。遂照原方再予5剂。

6月17日再诊：患者面有喜色，说服药后诸症大减，神清气爽，食欲增强，要求多开几剂以图除根，舌苔白，脉缓滑。药已切中病机，遂一字不动，照抄原方，10剂。患者服药后，胃脘通顺，神清体健。随访一年，未见复发。

按：杨姓患者属急性胃炎，患者年轻体健，嗜好烟酒，素蕴湿热，弥漫三焦，突遇寒凉饮食刺激，冷热相争，阻碍气机，胃失和降，故身体发热，腹胀腹痛，恶心呕吐。胡姓患者属慢性胃炎，湿热内蕴，充斥三焦故头身困重，肢体酸懒；熏蒸胃脘，气机不利则食欲不振，胃脘部按之疼痛，胀闷嘈杂，恶心呕吐；胃失和降则呕吐酸水；湿热伤及肠道，传导失司故大便黏滞不成形；口中黏腻，舌苔白腻，脉滑皆湿热内蕴之象。二者都有湿热弥漫，三焦失于宣降的病机，应用三仁汤化裁皆取得了理想的疗效。

第二节　三仁汤治疗纳呆

纳呆，即食欲不振，甚至食欲全无，水米难进，是脾不运化，胃不受纳的结果。湿热熏蒸，郁结中焦，最易损伤脾胃，影响胃的受纳功能而出现纳呆。人们常说上火了，没胃口，不想吃东西，其实就是湿热影响到了胃的受纳功能。四十年来，我在临床遇见纳呆的患者，只要辨证为湿热困阻中焦者，应用三仁汤原方就能取得理想的疗效。

曾治霍某，男，51岁，农民。

半年前因邻里纠纷，情志不遂，食欲下降。自服酵母片、清火片、山楂丸、胃蛋白酶但食欲不增。即就近找医生进行治疗，中西药品服用无数，疗效不佳，食欲时好时坏。于1999年10月12日求

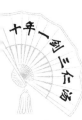

余诊治。

现症：食欲不振，脘腹痞闷，大便不爽而不成形，半年来从未感觉到饥饿，见到食物尤其是油炸腥腻食物心里就烦，动筷就饱，再强食就吐，整日不思饮水，夏天出汗，口中虽渴却不想饮水，舌苔黄腻而厚，脉濡。

湿热困阻中焦，气机不利，脾失运化，胃不受纳昭然，拟议清热利湿、健脾开胃法调治：薏苡仁30克，炒杏仁10克，白蔻仁10克，川厚朴12克，清半夏10克，白通草6克，滑石（布包）30克，淡竹叶10克。以甘澜水煎服，日1剂，5剂。

10月17日复诊：服药后自感脘腹痞闷略舒，食欲明显增强，就是见了油腻食物心中还烦，黄腻之苔略薄，脉象从前。

药已切中病机，三焦气化功能渐复，脾已行使运化之职，胃始行使受纳之权。效不更方，原方继进，5剂。患者服完药后，自觉脘腹通畅，食欲正常。随访1年未发。

又治崔某，女，38岁，农民。2001年8月31日就诊。

一个月来，脘腹胀满，胸闷不舒，食欲不振，尤其厌恶油腻，对清淡食品尚可下肚，大便黏滞不爽。舌苔白腻，脉滑。尿妊娠试验阴性，肝脾未触及。

此湿热内蕴，弥漫三焦，脾胃受损之故。白术10克，薏苡仁20克，炒杏仁10克，白蔻仁10克，滑石（布包）15克，竹叶10克，厚朴10克，半夏10克，通草6克。水煎服，日1剂，5剂。

患者服药后，食欲正常，诸症悉除。

按： 霍姓患者素体健壮，郁怒伤肝，木郁克土，脾失运化水湿之功，湿与火相合，化为湿热，弥漫三焦，熏蒸脾胃。伤及胃则不知饥饿，脘腹痞闷，食欲不振；伤及肠则大便稀而不爽；湿遏热伏则口中不渴，渴不欲饮。三仁汤清热利湿，宣利三焦。与此症病机相符，药症相应，故能5剂知，10剂愈。崔姓患者湿热内蕴，弥漫三焦，损伤脾胃。其证貌似简单，实则病变涉及三焦，病理变化极其复杂。湿热弥漫，熏蒸上焦，气机不利则胸闷不舒；损及中焦脾胃则脘腹胀满、食欲不振、厌恶油腻；湿热之邪损及肠道，传导失司则大便黏滞不爽。若非三仁汤清热利湿，宣畅三焦，其他药物很难奏效。

考胃乃人体消化系统的重要器官，职司受纳，功专消化，不耐寒热，喜燥恶湿，以通为用，以降为顺。湿热蕴结，最易伤胃。胃脘既伤则口中乏味，不知饥饿，脘腹胀满，食欲不振。三仁汤中，薏苡仁健脾、燥湿、清热；薏苡仁、半夏、厚朴健脾燥湿；杏仁、竹叶宣上焦，白蔻仁、厚朴畅中焦，薏苡仁、滑石、白通草渗下焦；半夏、厚朴消痞散结。诸药相合，配伍严谨，选药精当，使三焦通利，热去湿消，胃气恢复。

第三节　三仁汤治疗肠炎

肠炎是细菌、病毒、真菌和寄生虫等引起的胃肠炎、小肠炎和结肠炎。临床表现有恶心、呕吐、腹痛、腹泻、稀水便或黏液脓血

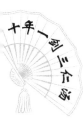

便。部分病人有发热及里急后重的感觉，故也称感染性腹泻。按病程长短不同，分为急性和慢性两大类。

中药认为本病的发生主要是由于饮食不节、寒湿内生，而致脾胃运化失常，肠腑气机紊乱。"湿"为本病的基本病机。由于部分病人常兼有种种热象，如泻下臭秽，肛门灼热等，所以清热利湿也不失为治疗该病湿热证型的基本法则。

曾治李某，女，41 岁，农民。就诊日期：2008 年 7 月 15 日。

患者中午下田回家后饥渴难耐，吃了两碗早晨吃剩的稀饭，午饭后即腹痛腹泻，头痛发热，偶有呕吐，急来我处就诊。

现症：腹痛拒按，头痛恶寒，泻下急迫，状如浊水，不到两个钟头已泻下四五次，肛门灼热疼痛，已不敢近手纸，干呕欲吐，舌苔白，脉浮数。

此为急性肠炎。乃素体湿热，突遇寒凉不洁食物刺激，损伤肠道，邪正交争，气机不利，小肠清浊不分，大肠传导失职，食、热、水杂下之故。治以清热利湿，调理气机，分清泌浊：薏苡仁 30 克，藿香 12 克，葛根 15 克，杏仁 10 克，白蔻仁 10 克，滑石（布包）30 克，淡竹叶 10 克，半夏 10 克，甘草 6 克。水煎服，日 1 剂，2 剂。患者服药后，腹痛消失，泄泻停止，热退呕平。

又治郭某，男，45 岁，国家干部。

患者两年前曾患急性肠炎，症状减轻后未彻底治愈，隔一两日腹泻一次，有时隔七八日腹泻一次，起初不以为然。近 1 个月来腹泻加重，少腹部按之疼痛，方开始注意，在石家庄某医院做结肠镜诊断为"慢性结肠炎"。曾服用诺氟沙星、复方新诺明、苯乙哌啶、参苓白术散等治疗无效。于 2001 年 10 月 22 日求余诊治。

现症：腹痛腹泻，泻下急迫，臭秽不堪，日 1~2 次。少腹部按之疼痛，食欲不振，舌淡苔黄腻，脉濡。

辩证：湿热泄泻。治以清热利湿，和中止泻：薏苡仁 30 克，肉豆蔻 10 克，杏仁 10 克，滑石（布包）30 克，通草 6 克，白术 10 克，黄芩 10 克，诃子 10 克，厚朴 10 克，白芍 10 克，甘草 6 克。姜枣为引，5 剂。

10 月 28 日复诊：服药后腹泻明显减轻，腹痛不减，舌脉从前。原方加马齿苋 15 克，5 剂。

11 月 5 日再诊：服药后诸症减轻，少腹部仍有压痛，舌脉从前。二诊原方 5 剂。

11 月 10 日再诊：服药后症状基本消失，舌淡苔黄腻，脉细。二诊原方 3 剂以巩固疗效，随访两年未见复发。

按：李姓患者系急性肠炎，湿热之体突遇寒凉刺激，损伤肠道，发生湿热泄泻；郭姓患者系慢性肠炎急性发作，泄泻之初，失治误治，湿邪久恋，蕴发湿热。区区两位患者，各具代表性，可圈可点，说明三仁汤治疗湿热损伤肠道的急慢性肠炎皆有良效。

中医学并没有"肠炎"这个病名，根据其病症特点，似应归属于"泄泻""濡泄""洞泄"等范畴，病机关键主要是"湿"，湿邪困阻肠腑，小肠不能分清泌浊，大肠难司传导之职，是导致本病的关键。验之临床，湿与热常结合成一体侵害人体，以致湿热泄泻在

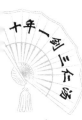
临床屡见不鲜。由于肠道的特殊位置，其病变部位涉及中下二焦，三仁汤既能宣利中焦，又可渗利下焦，使中焦健运，下焦渗利，湿无匿处，泄泻自止。根据自己的临床经验，急性肠炎加藿香、葛根、黄芩；慢性肠炎加白术、肉豆蔻、诃子取效更捷。

第四节　三仁汤治疗痢疾

痢疾，古称肠癖、滞下，为肠道急性传染病之一。临床以发热、腹痛、里急后重、大便脓血为主要症状。若感染疫毒，发病急剧，伴高热、神昏、惊厥者为疫毒痢。痢疾初起，先见腹痛，继而下痢，日夜数次至数十次不等。多发生于夏秋季节，由湿热之邪内伤脾胃，导致脾失健运，胃失消导，更夹积滞，酝酿肠道，传导失司而成。

痢疾的基本病机是邪气壅滞肠中，只有去除邪气之壅滞，才能恢复肠道传导之职，避免气血之凝滞，脂膜血络之损伤。因此，清除肠中之湿热、疫毒、冷积、饮食等滞邪颇为重要，常用祛湿、清热、温中、解毒、消食、导滞、通下等方法，达到祛邪导滞的目的。

祛湿、清热在痢疾的治疗中有举足轻重的作用，并贯穿于整个治疗过程中。即便是以虚、寒为主要病机的虚寒痢、休息痢，在病理演变过程中，也或多或少的存在过湿或热的病机。三仁汤清热利湿，通畅下焦，会同和血药当归，理气药木香治疗痢疾，湿热痢加秦皮、白头翁、黄连；疫毒痢加金银花、牡丹皮、败酱草；虚寒痢加附子、干姜、人参；休息痢加党参、白术、马齿苋，均可取得理想的效果。

曾治王某，女，44 岁，农民。就诊日期：1982 年 8 月 8 日。

患者 3 天前突然感到腹部疼痛，有便意。临厕后里急后重，腹痛更甚，下利脓血，赤白相间，知是患了痢疾，到地里挖了些马齿苋，又烧了几头蒜，吃了两天，不见好转，遂来我处就诊。

现症：腹部疼痛，里急后重，下利赤白，红多白少，时有呕恶，食欲不振，舌苔黄厚，脉弦滑数。

此湿热痢，乃湿热内蕴，伤及肠道，气机受阻，脂膜血络受损之故。治宜清热利湿，调气和血。以三仁汤加清热解毒、调气和血之品调治：薏苡仁 30 克，杏仁 10 克，白蔻仁 10 克，厚朴 10 克，半夏 10 克，当归 12 克，木香 12 克，滑石（布包）30 克，竹叶 10 克，通草 6 克，白头翁 12 克，甘草 6 克。水煎服，日 1 剂，3 剂。患者服用后，腹痛消除，下痢消失，诸症豁然。

又治范某，男，30 岁，农民。1982 年 8 月 12 日就诊。

患者今天上午突然感到发热寒战，头痛如劈，恶心呕吐，继则腹痛腹胀，里急后重，下利脓血，以红为主。在本村输液（具体药物不详）一天，病势有增无减。

现症：高热寒战，头痛呕吐，腹痛下利，里急后重，查体：体温 38.5℃，泻下物基本是全血，口苦，小便黄赤，肛门灼热疼痛，舌红苔黄，脉弦数有力。

此疫毒痢，乃感受疫疠湿热之邪，阻碍气机，损伤肠道，波及血络，邪正相争之故。治以清热，利湿，解毒，调气，和血。以三

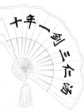

仁汤加清热解毒、调气和血之品调治：薏苡仁 30 克，杏仁 10 克，白蔻仁 10 克，滑石（布包）30 克，竹叶 12 克，通草 6 克，厚朴 10 克，金银花 30 克，败酱草 30 克，当归 12 克，木香 10 克，半夏 10 克，甘草 6 克。水煎服，日 1 剂，3 剂。

8 月 15 日复诊：患者服药后，高热消退，呕吐消除，仍里急后重，下利脓血，赤白相兼，苔黄脉数。湿热疫毒渐退，肠道功能未复，气血失和。以芍药汤加减以善其后：赤白芍各 15 克，黄芩炭 10 克，黄连 10 克，大黄 6 克，薏苡仁 30 克，厚朴 10 克，肉桂（后下）10 克，木香 10 克，焦槟榔 10 克，当归 10 克，甘草 6 克。2 剂。患者服用后，里急后重、下利脓血诸症消除。

又治黄某，男，35 岁，农民。

患者一年前患细菌性痢疾，经多方治疗，症状好转，未彻底治愈，时好时犯，起初体格强健，自觉对身体没有大碍，也未在意。近一个月来，自觉体力下降，动则心慌气短，不敢从事重体力劳动，痢疾发作也较以前频繁，经人介绍，于 1999 年 9 月 2 日求治于余。

现症：大便稀薄，有时大便后带一些黏液性的东西，赤白相兼，以白为主，心悸气短，腹部不觉疼痛，无恶心呕吐，食欲不振，舌质淡，苔薄白，脉沉细。

此休息痢，乃感受湿热疫毒后，失于治疗，湿热蕴结，继续损伤肠道，波及脾胃，气血受损之故。治以清热、利湿、解毒、健脾、补气、养血。以三仁汤加清热解毒、健脾养血之品调治。薏苡仁 30 克，杏仁 10 克，白蔻仁 10 克。白术 12 克，当归 10 克，党参 12 克，马齿苋30克，石榴皮10克，滑石（布包）30克，竹叶10克，半夏10克，通草6克，厚朴10克，甘草6克，姜枣为引，5剂。

9月8日复诊：服药后食欲稍好，心悸气短减轻，服药期间痢疾未发，仍大便稀薄，舌脉如故。原方去滑石、厚朴、通草，加茯苓12克，6剂。

9月15日再诊：服药后诸症基本消除，稍微劳动后仍感心慌气短，舌脉从前。予参苓白术散两盒以巩固疗效，随访一年，未见复发。

又治陈某，女，52岁，退休工人。

患者4个月前患细菌性痢疾，经治疗好转。因患者同时患有冠心病、糖尿病等病症，每天服用药物较多，不愿因小伤小病加大药量，未继续坚持服抗菌药物，以致痢疾时好时坏，近几天来便后所带脓血由赤白转为纯白，状如白冻，食欲明显下降，于2008年12月15日求治于余。

现症：腹痛绵绵，喜温喜按，形寒肢冷，四肢不温，食欲不振，体倦乏力，大便稀软不成形，最后带有白冻，里急后重，未及三九，右耳、左脸庞已有数片冻疮，舌淡苔白，脉沉细。

此为虚寒痢。乃虚弱多病之体，感染湿热疫毒之邪，日久不解，正虚邪恋，邪从寒化，损伤肠道，传导失司之故。拟议三仁汤加炮姜、白术祛湿除邪，因势利导：薏苡仁30克，杏仁10克，白蔻仁10克，厚朴10克，半夏10克，滑石（布包）15克，竹叶10克，通草6克，炮姜15克，白术10克。姜枣为引，5剂。

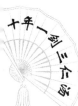

12月20日复诊：服药后腹痛便溏减轻，食欲增强，余症如故，舌脉从前。正虚之体，寒湿胶着，心急不得，宜从缓图治。原方5剂。

12月25日再诊：服药后诸症减轻，大便已成形，后期也无白冻出现。因患者实在不愿喝中药，故予以附子理中丸、人参健脾丸巩固疗效。随访1年，下利未发。

按：王姓患者系湿热痢，湿热熏蒸，气机不利，故腹部疼痛，里急后重；湿热之邪伤及肠道，脂膜血络受损，故下痢脓血，赤白相兼；湿热之邪伤及中焦脾胃，故恶心呕吐，食欲不振。舌苔黄厚，脉象弦数皆湿热内蕴之象。用三仁汤和白头翁清热利湿，加木香调气、当归和血，药证相符，效如桴鼓。范姓患者系疫毒痢，突感湿热疫毒之邪，人体正气奋而抗争，邪盛正不衰，故高热头痛；湿热疫毒博结下焦肠道，灼伤血络，气机受阻，故下利脓血，里急后重，肛门灼热疼痛；湿热疫毒伤及中焦脾胃故恶心呕吐，伤及膀胱故小便黄赤。用三仁汤加金银花、败酱草清热解毒，加木香、当归调气和血，与病机合拍，故能应手而效。黄姓患者系休息痢，感受湿热疫毒之后，失于治疗，湿热蕴结，继续损伤肠道，传导失司，故而大便稀薄，时有脓血；伤及脾胃则食欲不振；邪气日久，锐气已挫，故腹部无疼痛，无恶心呕吐，下利以白为主；病程日久，伤及正气则心悸气短。用三仁汤加党参、白术、当归补益气血，加马齿苋清除肠道余毒，加石榴皮涩肠止利。因符合休息痢的病机，故能取得理想的效果。值得讨论的是陈姓患者，陈姓患者系虚寒痢，虚弱多病之体，感染湿热疫毒之邪，日久不解，正虚邪恋，邪从寒化，损伤肠道，传导失司，气机不利，故大便稀软带有白冻，里急后重；损伤脾胃则腹痛绵绵，喜温喜按；素体阳虚故形寒肢冷，四肢不温，未及三九即冻疮累累；三仁汤清热利湿，似乎与该病病机相悖。然阳虚之体，寒湿内困，余毒未清，肠道屡伤，气机不利，断不可以大辛大热之品温阳除湿，应以渗湿清利，辛开苦降之药因势利导，否则欲速则不达。此正犹如晚秋大地，霜雪覆盖，路面光滑，环卫工人为求路面干洁，用柴火在路面熏烤，放置柴火地方是干燥了，可周围一大片路面的霜雪迅速化成露水，渗入路面，路面更加湿滑，还不如更远处自然风干的路面干洁。这是因为柴火周围化水迅速，水未来得及挥发就渗入路面，由于路面的掩护，它就很难被风干了。稍微有点生活常识的人都知道，数九寒天，有人在风雪漫天的野外冻僵了。找回来抢救的措施不是烈火烘烤，也不是温水沐浴，而是在外面装一盆冰雪，用雪在他的身上反复擦拭，直至皮肤发红，再盖上衣被取暖，这样才有可能挽回性命。假如你不知道这个常识，回来即架火烘烤，很有可能会造成伤者肢体残废，甚至会有性命之虞。

三仁汤虽为清热利湿的方剂，但并没有苦寒伤阳的药物。方中八位药，除滑石比较寒凉以外，其他大部分为甘凉淡渗药物，其中还有杏仁、白蔻仁的苦温燥湿祛痰；厚朴、半夏的辛开苦降，消痞散结。配伍意义在于通利三焦，以凉清热，辛开苦降，淡渗水湿。以之治疗寒湿内蕴，因势利导，效果可靠。我体会：以三仁汤配合

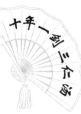

具有温阳散寒、收敛止血作用的炮姜治疗虚寒痢比温脾暖胃、收涩固脱的桃花汤加真人养脏汤效果还要可靠。我学识浅薄，经验不足，仅治区区三五例，是机缘巧合，还是效果使然，我不敢妄言，还需进一步临床验证。

第五节　三仁汤治疗慢性阑尾炎

慢性阑尾炎是指阑尾急性炎症消退后而遗留的阑尾慢性炎症病变，诸如管壁纤维结缔组织增生、管腔狭窄或闭塞、阑尾扭曲、与周围组织粘连等。

查阅中医古籍，发现中医学中的肠痈符合现代医学中阑尾炎的临床特征。肠痈，出自《素问·厥论》，为痈疽发于肠部者。对其病因，古代医家早有论述，如《外科正宗》卷三言："肠痈者，皆湿热瘀血流入小肠而成也。由来有三：男子暴急奔走，以致肠胃传送不能舒利，败血浊气壅遏而成者一也；妇人产后，体虚多卧，未经起坐，又或坐草艰难，用力太过，育后失逐败瘀，以致败血停积肠胃，结滞而成者二也；饥饱劳伤，担负重物，致伤肠胃，又或醉饱房劳，过伤精力，或生冷并进，……气血凝滞而成者三也。"可见本病多由进食不当，以致脾胃受损，湿热内生，胃肠传导不利，或因饱食后运动，或便秘，以致肠腑气机壅塞；血络瘀滞，郁而化热，瘀热互结，导致血败肉腐而成痈脓。

在治疗上，《金匮要略》言："肠痈者，少腹肿痞，按之即痛，如淋，小便自调，时时发热，自汗出，复恶寒，其脉迟紧者脓未成，可下之，当有血；脉洪数者，脓已成，不可下也，大黄牡丹皮汤主之。"此是指急性阑尾炎，慢性阑尾炎多因湿热内蕴、胃肠传导不利所致，所以清热利湿，化毒排脓也不失为治疗慢性阑尾炎的常规法则之一。

曾治高某，男，42岁，农民。

患者三年前患急性阑尾炎，因惧怕手术，行保守治疗症状消除。一年前右下腹曾发生疼痛，不怎么剧烈，未进行治疗而自愈。近两天腹痛又发，疼起来一阵紧似一阵，痛势剧烈，不敢揉按，自服了两天头孢氨苄，又求村医每天输两瓶消炎药（具体药物不详），毫无疗效，于1983年6月14日求余诊治。

现症：右下腹疼痛拒按，恶心呕吐，腹部胀满，口渴不欲饮水，厌恶饮食，查体：体温37.8℃，麦姓点有压痛、反跳痛，舌质红，舌苔黄腻，脉洪数。

此慢性阑尾炎急性发作。乃肠痈也。湿热内蕴，胃肠传导不利，肠腑气机紊乱，血络瘀滞，湿热瘀血互结，致血败肉腐而成肠痈。拟议清热利湿、化毒排脓法调治：薏苡仁30克，白蔻仁10克，滑石（布包）30克，竹叶15克，半夏10克，厚朴12克，蒲公英30克，金银花30克，白芷10克，大黄10克，枳壳10克，生甘草6克。水煎服，日2剂，2剂。

6月15日复诊：服药后腹痛减轻，恶心呕吐、腹部胀满已除，仍不思饮食，查体：体温37℃，麦姓点仍有压痛、反跳痛，舌脉如故。药已切中病机，原方3剂，日1剂。

6月15日再诊：服药后诸症已除，心悸气短，自汗淋漓。患者要求开几副补药补补，我想湿热之体，湿热瘀血刚刚清除，滥用补品可能会助湿生热，令肠痈死灰复燃。乃嘱其千万注意不要滥用补品，可以饮食调养，但也不可大鱼大肉，还是服几天消炎药巩固疗效。

又治赵某，男，33岁，教师。

一年前患阑尾炎，输液7天诸症消除。后多次反复，均输液治愈。3天前腹痛又发，想反复输液也不是个事儿，便于1989年7月15日求我用中药治疗。

现症：腹部疼痛，恶心呕吐，食欲不振，舌苔黄腻，脉弦滑。查体：体温36.8℃，麦姓点压痛、反跳痛，血常规检验白细胞16×10^9/L。

此慢性阑尾炎急性发作。湿热内蕴，损伤肠道使然。拟议清热利湿、清肠排脓法治疗：薏苡仁30克，炒杏仁10克，白蔻仁10克，滑石（布包）20克，竹叶10克，半夏10克，厚朴10克，大黄（后下）10克，蒲公英30克，皂刺10克，白芷10克，甘草6克。水煎服，日1剂，4剂。嘱其服药期间注意病情变化，若不见轻立即手术。

7月20日复诊：服药后腹痛明显减轻，恶心呕吐已止但大便泄泻。效不更方，原方3剂。

患者服药后，腹痛消失，随访2年，未见复发。

按： 高姓患者正值壮年，有肠痈史。湿热内蕴，极易损伤肠道，以致肠腑气机紊乱，气滞则血瘀，湿热瘀血相合，最易导致血败肉腐，诱发肠痈。三仁汤清热利湿，其主要药物薏苡仁清热排脓，功专肺痈、肠痈。去与肠痈无关的杏仁、通草，加清热解毒的蒲公英、金银花；清湿热、祛瘀滞的大黄；善入手阳明大肠经，功专祛瘀排脓的白芷。药证相符，取效甚捷；赵姓患者湿热内蕴，损伤肠道，传导失司，气机不利，所以腹部疼痛，麦姓点压痛、反跳痛；湿热之邪伤及脾胃，所以患者恶心呕吐，食欲不振；由于反复发作，湿热瘀血互结，恐有化腐成脓之虞。急以三仁汤清热利湿，加大黄祛邪热清肠，蒲公英清热解毒，皂刺、白芷止痛排脓。药证相符，效如桴鼓。

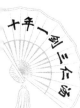

第五章

三仁汤之心脑血管病治验

心脑血管病是一种严重影响人类，特别是中老年人健康的一种常见病，即使应用目前最先进、最完善的治疗手段，仍有 50% 以上的脑血管病患者生活不能完全自理。心脑血管疾病具有"发病率高、死亡率高、致残率高、复发率高、并发症多"等"四高一多"的特点。目前，我国心脑血管病患者已超过 2.7 亿人。

关于心脑血管病的发病机理，一般认为在气温急剧变化或睡眠时，人体新陈代谢缓慢，此时心脑血管病人最容易受冷空气刺激，血管骤然收缩，由于他们的血管内壁较厚，管腔狭窄，加上大量动脉硬化斑块和脂类沉积，导致血管阻塞，血流供应中断，血液流通受阻，血管内的毒素不易排出，从而诱发心脑血管疾病的发作或复发。

我认为：心脏位居上焦，脑海更在心脏之上。湿热熏蒸，最易熏蒸上部脏器，心脑首当其冲；心主神明，脑为髓海，共主灵通记性，湿热内蕴，最易蒙蔽心窍，心脑同工，一损俱损，必然同时受累；同时脾胃居中焦，升清降浊。湿热内蕴，最易伤及脾胃，清阳不升，浊阴不降，心脑得不到清气供应，其毒素难以外排。也是造成心脑血管病的重要原因之一。因而，从清热利湿的角度探讨心脑血管病的治疗方法，具有非常重要的意义。

第一节　三仁汤治疗高血压病

高血压病是常见的心脑血管病之一。可诱发脑卒中、冠心病、血管瘤破裂、肾衰竭等多种危症，其发病机理相当复杂，至今尚无定论。一般认为与饮食不合理、运动量小、情绪长期不稳定有关。而这些因素从中医的角度去理解，最易导致湿热内蕴。湿热中阻，损伤脾胃，清阳不升，浊阴不降，则头痛、头晕、眼花、记忆力衰退等高血压病的症状迭起。这种高危因素在社会飞速发展的今天日益突出，从发展的眼光看，清热利湿治疗高血压将会越来越受到临床医生的重视。

曾治杨某，女，50 岁，农民。

患高血压病多年，屡进尼群地平、卡托普利、尼莫地平、倍他乐克等降压药，或仅取效一时，或全然无效。1988 年 11 月 20 日求余诊治。

患者系一家庭妇女，因家中不缺劳动力，一般不下田劳动，体格较胖。自述头痛头晕，时有呕恶，食欲不振，舌质正常，舌苔白，脉弦缓。血压：160/110mmHg。

四诊合参：此湿浊内蕴，困阻中焦，清阳不升，浊阴不降之故，

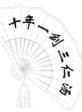
拟议清利湿浊、宣畅三焦、清头明目之法调治：薏苡仁 30 克，杏仁 10 克，白蔻仁 10 克，半夏 10 克，厚朴 10 克，菊花 12 克，草决明 15 克，滑石（布包）30 克，竹叶 10 克，通草 6 克。水煎服，日 1 剂，5 剂。

11 月 26 日复诊：服药后头痛头晕减轻，食欲增强，呕恶感已除，舌脉如故。血压：140/100mmHg。效不更方，原方继进，5 剂。

12 月 2 日再诊：服药后诸症已除，舌苔转薄，脉弦。血压：140/90mmHg。原方去滑石、竹叶，加丹参、山楂，4 剂。以图软化血管，巩固疗效。

又治尤某，女，45 岁，农民。就诊日期：2000 年 8 月 3 日。

素患高血压病，近一段时期以来，胸中郁闷，失眠多梦，食欲不振，记忆力衰退。查血压 150/100mmHg，舌质淡胖，有齿痕，苔黄腻，脉弦滑数。

此脾虚失运，湿热弥漫，清阳不升，浊阴不降，困扰神明之证。拟健脾安神、清热祛湿、宣畅三焦之法调治：薏苡仁 30 克，炒杏仁 10 克，白蔻仁 10 克，滑石（布包）30 克，白术 12 克，茯苓 12 克，夜交藤 30 克，炒枣仁 30 克，厚朴 10 克，半夏 10 克，夏枯头 12 克，甘草 6 克。水煎服，日 1 剂，5 剂。

8 月 8 日复诊：服药后胸闷略舒，睡眠好转，仍食欲不振，记忆力不好，黄腻之苔略薄，血压：150/100mmHg，舌质、脉象同前。原方去夏枯头加珍珠母 30 克，5 剂。

8 月 14 日再诊：服药后诸症皆除，自觉神清气爽，血压 140/

80mmHg，舌体较胖，苔脉复常。患者非常高兴，没治血压而血压也正常了，要求继续服药，我即照抄二诊原方5剂以资巩固。

按： 杨姓患者缺乏锻炼，养尊处优，湿浊内生，清浊不分，神明失养，故而头痛头晕。用三仁汤清利湿浊，宣畅三焦，加清头明目之品痊愈；尤姓患者脾虚不运，湿热弥漫，神明被扰，用三仁汤清热利湿，宣畅三焦，没治血压而血压复常。可见三仁汤对于湿浊困阻中焦，清阳不升，浊阴不降所引起的高血压病确实有很好的疗效，值得各位同行进一步研究探讨。

第二节　三仁汤治疗冠心病

心脏在主动脉的根部分出两条动脉，负责心脏本身的血液循环，被人们称为冠状动脉。

由于脂质代谢异常，血液中的脂质沉着于原来光滑的动脉内膜上，在动脉内膜形成一些类似粥样的脂类物质堆积，称为动脉粥样硬化性病变。

由于其病发部位在心脏的冠状动脉上，所以叫冠状动脉粥样硬化性心脏病，简称"冠心病"。

中医将冠心病归属为"胸痹""真心痛""厥心痛"等范畴。认为本病病位在心，与脾、肾等脏关系密切。其病机为本虚标实，本虚者，因禀赋不足，年迈肾衰，营血虚少引起心之阴阳、气血虚损，特别是心气虚和心阴虚，并根源于脾肾；标实者，系膏粱厚味，或七情过激、劳逸失度产生气滞、血瘀、痰浊、寒凝、热结，特别是痰瘀，阻遏胸阳，闭塞心络，从而出现冠心病的一系列症状表现。其中，脏腑经络气血功能失调，人体阴平阳秘的平衡被破坏，是发病的内在原因；湿热、七情的刺激，痰瘀等病理分泌物的产生，是发病的外来因素。内因是发病的基础，外因是发病的条件。治疗冠心病，应力求避免各种诱发因素，防患于未然，是为上策。西医认为本病的发生与血脂异常、糖尿病、吸烟、肥胖、缺乏运动有关，而这些因素正与中医湿热相关。因此，从清热利湿的角度去探讨冠心病的治疗方法，既符合中医理论，又不违背西医原则。

曾治胡某，女，62岁，农民。

患者一年前自感心悸、胸闷、气短、食欲不振，不影响操持家务，因而未引起注意。随着时间的延长，心悸、气短逐渐加重，以致影响家务劳动，方开始求医治疗。一个月前在某医院做心电图查出心肌缺血，服用消心痛、地奥心血康、复方丹参片、参麦饮等效果不佳，于2011年9月15日求治于余。

现症：面色萎黄，身体消瘦，食欲不振，胸闷腹胀，气短乏力，稍劳则心悸气短，胸闷更甚，不敢从事家务，舌质暗淡，舌淡苔黄腻，脉涩。

四诊合参：此为"胸痹"。乃湿热内蕴，伤及脾胃，不能运化水谷精微充养心脏，心失所养。拟议清热利湿、健脾养心治疗：薏苡仁30克，丹参30克，炒杏仁10克，白蔻仁10克，滑石（布包）20克，竹叶10克，半夏10克，厚朴10克，柏子仁12克，通草6

克，当归 10 克。水煎服，日 1 剂，5 剂。

9 月 21 日复诊：服药后胸闷腹胀减轻，余症如故，舌脉从前，原方 5 剂。

9 月 26 日再诊：药后已不感胸闷腹胀，食欲复常，从事家务劳动尚可，仍不敢从事重体力劳动，否则还是心悸、气短、胸闷。黄腻之苔已去，脉沉细。因患者实在不愿服中药，改用人参归脾丸、消心痛以资巩固。

又治田某，男，48 岁，农民。就诊日期：2001 年 11 月 13 日。

心悸气短，心中烦乱，稍劳则甚，胸闷腹胀，恶心呕吐，食欲不振，舌苔黄腻，脉结代。查体：体温 36.5℃，听诊各瓣膜区均有不同程度的期前收缩，心电图检查频发室性早搏。

此乃冠心病。乃湿热内蕴，弥漫三焦，熏蒸心脏，心阳痹阻，气机不利之故。拟清热利湿、通阳复脉：薏苡仁 30 克，炒杏仁 10 克，白蔻仁 10 克，苦参 30 克，当归 10 克，桂枝 10 克，丹参 30 克，滑石（布包）15 克，厚朴 10 克，半夏 10 克，竹叶 10 克，通草 6 克。水煎服，日 1 剂，5 剂。

11 月 19 日复诊：服药后腹胀呕恶消失，胸闷、心悸、气短减轻，舌脉从前。原方 5 剂。

11 月 24 日再诊：服药后胸闷、心悸、气短消除，恢复正常劳动，舌苔薄白，脉偶有结代。以心得安、复方丹参片善其后。

按：胡姓乃湿热内蕴，充斥三焦。熏蒸脾胃，脾不健运则食欲不振、腹部胀满；湿热阻于中焦，水谷精微失于输布，肌肤失养则身体消瘦，面色萎黄；湿热阻于中焦，清阳不升，浊阴不降，心失所养，气血滞塞则心悸、胸闷、气短、乏力。舌苔黄腻乃湿热内蕴之候，舌暗脉涩乃血流不畅之象。如此虚实错杂，病机复杂之证，单纯补虚则湿热益甚，缠绵难除；活血化瘀则耗伤气血，身体益损；补气活血，恐湿热作梗，难以起效。思来想去，只有清利湿热、宣畅三焦才有可能让脾胃振奋，重新做工。使清升浊降，气血和畅，水谷精微四布，心神得养，恢复健康；田姓患者湿热内蕴，弥漫三焦，痹阻心阳，气机不利所以胸闷，心悸气短，心脏搏动异常；湿热伤及脾胃，脾失健运，胃失和降所以恶心呕吐，腹胀，食欲不振；中焦运化失常，脾不升清，不能运化水谷精微奉养心脏，胃不降浊，不能使心神周围环境清净，所以心绪烦乱，心悸气短，稍劳则甚。三仁汤清热利湿，宣畅气机，使心阳得振，中焦健运，清升浊降，再加苦参调整心律，桂枝温通血脉，当归、丹参活血补血，心脉复常。

第三节　三仁汤治疗心肌炎

心肌炎是指由各种原因引起的心肌的局限性或弥漫性炎症。引起心肌炎的原因很多，诸如病毒、细菌、真菌、寄生虫、免疫反应以及物理、化学等因素均可引起心肌炎，因此心肌炎也被归在继发性心肌病中。

中医对本病的认识可以追溯到几千年前，早在《黄帝内经》中，就有类似本病的某些症状描述。如"心中憺憺大动""心惕惕如人将捕之"，并指出本病与天时不正，感受六淫病邪密切相关。

中医认为，心肌炎属"风温""心悸""怔忡""胸痹"等范畴。正气亏虚是发病之内因；湿热毒邪是发病之外因。人体由于种种原因，卫外不固，温热、湿热毒邪从口鼻而入，首先犯肺，引发各种类似外感症状，同时湿邪最易蕴郁脾胃。继则由表入里，留而不去，内舍于心，导致心脉痹阻，心血运行不畅，或热毒之邪灼伤营阴，可致心的气阴亏虚。心气不足，血行无力，血流不畅，可致气滞血瘀。病久阴损及阳。若素体阳虚，病初即可出现心肾阳虚甚至心阳欲脱之危证。本病后期常因医治不当或汗下太过，气阴受损，心脉失养，出现以心悸为主的虚证。

总之，本病以外感温热、湿热毒邪为发病主因，瘀血、湿浊为病变过程中的病理产物。病初以邪实正虚、虚实夹杂为主；后期以正气亏虚、气阴不足为主。治疗上，疾病初期，以清热利湿为主，兼以扶正，对湿热毒邪引发的心肌炎或许有所裨益。湿热之邪，胶滞难除，最忌补益，非气虚欲脱者不可滥用补品。

曾治杨某，男，16 岁，学生。

患者 10 天前突发高热、头痛、咽喉肿痛、肌肉酸痛，咳嗽吐痰，当地医生按重感冒输液 1 周，热势虽减但又出现心慌胸闷、体倦乏力。到县医院诊断为心肌炎，输液（具体药物不详）3 天并口服辅酶 Q10、心得安、维生素 B1、病毒灵、罗红霉素等，病情不见好转。2001 年 6 月 19 日来我处就诊。

现症：面色苍白，体倦乏力，心悸胸闷，咽部疼痛，恶心呕吐，食欲不振，大便稀薄，腹部不痛，舌淡苔白，脉结代。体温 36.8℃，扁桃体Ⅱ度肿大。

四诊合参：患者虽有舌淡苔白、大便溏薄等湿浊内蕴之象，但心肌炎的病机一般是感染湿热疫毒，且咽喉红肿疼痛，绝非寒湿。此阳气不足，感染湿热毒邪，久留不去，内舍于心，心脉痹阻，血行不畅之故。理应清热利湿、温补心阳。但该患者有湿热毒邪内蕴之象，湿热之体，最忌温补。若单纯清热利湿，患者本已心阳不足，愈清愈虚。看来此证非大寒大热之品可用也。三仁汤虽为清热利湿之剂，却无苦寒伤阳之药，大多为清泄湿浊之品，且辛开苦降，宣通三焦，可升清降浊，奉养心阳。于是拟定处方：薏苡仁 30 克，炒杏仁 10 克，白蔻仁 10 克，川厚朴 10 克，法半夏 10 克，淡竹叶 10 克，滑石（布包）30 克，白通草 6 克，桂枝 12 克，苦参 15 克，白术 10 克，薤白 9 克。姜枣为引，3 剂。

6 月 21 日复诊：服药后胸闷、呕恶便溏减轻，咽喉舒适，余症如故，舌脉从前。效不更方，原方继进，5 剂。

6 月 27 日再诊：服药后诸症大减，基本痊愈，苔转薄白，脉仍结代。原方去滑石、竹叶、通草加茯苓 10 克，5 剂。

7 月 3 日再诊：服药后诸症已除，仍食欲不如从前，脉转细弱。予参麦饮和健脾丸巩固疗效。随访 1 年，患者体健如初。

又治张某，男，13 岁，学生。

10 天前因高热、胸闷、心悸在县医院诊断为心肌炎。住院一周，病情稍有好转，家长就要求出院，于 1996 年 8 月 22 日求余诊治。

现症：胸闷，心悸，表情淡漠，注意力涣散，食欲不振，大便一日 2~3 次、黏滞不爽，舌质淡，舌苔白，脉濡数。

此属心肌炎。乃正气不足，感受湿热疫毒，弥漫三焦，在上痹阻心阳，在中伤及脾胃，在下影响肠道之故。以清热利湿，宁心开窍施治：薏苡仁 15 克，炒杏仁 10 克，白蔻仁 10 克，滑石（布包）15 克，竹叶 10 克，半夏 8 克，厚朴 8 克，通草 6 克，桂枝 10 克，薤白 8 克，石菖蒲 8 克，甘草 6 克。水煎服，日 1 剂。前后共服药 8 剂，患者身体健康。

心肌炎的患者一般发病年龄较小。正气不足，毒邪从口鼻而入，内舍于心，心脉痹阻，血行不畅是其基本病机。若感染的毒邪为湿热疫毒，日久不解，湿热弥漫，充斥三焦，痹阻心阳，心脉瘀阻，甚或伤及脾肾、胃肠，则非三仁汤清热利湿，化气通阳不可。

第四节 三仁汤治疗老年性痴呆

老年性痴呆，又叫阿尔茨海默病。是一种中枢神经系统变性病，起病隐秘，病程呈慢性进行。主要表现为渐进性记忆障碍、认知功能障碍、人格改变及语言障碍等神经精神症状，严重影响社交、职业与生活功能。祖国医学认为老年性痴呆系老年肾精虚损，精气不能上充于脑，以致髓海空虚，痰凝血瘀，脑窍受损，元神失用而产

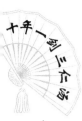
生的。当治以益肾填精，辅以养心健脾，活血化瘀，祛痰开窍之法。

中医学关于脑的生理认识非常重视"神"的概念，认为脑主神明，脑为元神之腑，强调神是思维意识，精神活动的全部体现。在脑的功能方面，认为它是清阳之腑、主升，喜清恶浊，喜盈恶亏，喜静恶扰。脑与五脏的关系密切，尤其是心、肝、肾，故心被认为是"五脏六腑之大主，精神之所舍也"，用现代医学的观点来看，中医"心"指的就是神经内分泌系统。

老年性痴呆目前既是一个严峻的医学难题，更是一个广泛的社会问题。在我国人口逐渐进入老龄化时，对老年性痴呆要防重于治，在人进入老年前期时即着手老年性痴呆的防治，则患病人群数量将大为减少。由于脑主神明，为元神之腑，清阳之处，主升，喜清恶浊。疾病早期，凡有湿热阻遏清阳之象者，及时应用三仁汤清热化湿、宣畅气机不失为明智之选。

曾治张某，女，65岁，农民。

患者一年前无故出现健忘、思维迟钝、言语笨拙，常无故发呆，逐渐加重，严重时鼻涕横流，口涎自出。在县医院做 CT 发现脑萎缩，未进行治疗。于 1999 年 3 月 15 日求余诊治。

现症：鼻涕横流，时有口涎，言语不精确，有时答非所问，目光呆滞。家属代述病人非常健忘，做事颠三倒四，睡眠不好，有时彻夜不睡，舌质红，舌苔黄腻，脉滑。病人中年寡居，两个孩子现都在外地做包工头，生活充裕。

证属湿热内蕴，三焦不畅，神明被扰。治以清热利湿，宣畅三焦，开窍醒神：薏苡仁 30 克，杏仁 10 克，白蔻仁 10 克，滑石（布包）30 克，石菖蒲 10 克，厚朴 10 克，竹叶 10 克，通草 6 克，川芎 10 克，半夏 10 克，冰片（研，冲服）1 克，远志 10 克。水煎服，日 1 剂，10 剂。

3 月 26 日复诊：服药后精神明显好转，鼻涕已无，口涎减少，舌脉如故。效不更方，原方 10 剂。

4 月 6 日再诊：服药后诸症基本消除，患者精神正常，目光灵活，思维比较清晰，应答基本无误，舌苔薄白，脉弦缓。原方去冰片、滑石，10 剂。

患者服药后，基本维持在三诊的水平，未再继续坚持治疗。随访 1 年，患者社交基本正常，生活自理。

又治田某，男，66 岁，农民。

患者一年前因丧子之痛，精神恍惚，说话颠三倒四，逐渐精神失常，走路小跑步，曾按精神病治疗不见好转，1999 年 5 月 25 日求余诊治。

现症：精神恍惚，表情淡漠，说话颠三倒四，前边说后头忘，缺乏逻辑性，走路小跑步，似在锻炼身体，舌质红，舌苔黄腻，脉弦。扫描提示脑萎缩。

此老年性痴呆。乃湿热内蕴，弥漫三焦，熏蒸神明之故。拟议清热利湿、开窍醒神：薏苡仁 30 克，炒杏仁 10 克，白蔻仁 10 克，半夏 10 克，厚朴 10 克，竹叶 10 克，滑石（布包）30 克，通草 6 克，石菖蒲 10 克，远志 10 克，冰片（包，研，兑服）1 克，甘草 6

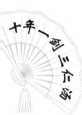
克。水煎服，日1剂，10剂。

6月5日复诊：服药后精神好转，似乎比以前集中，有时几句话能理出个头绪，家属非常高兴，要求多带几剂药回家，舌脉如故。原方20剂。

6月25日再诊：服药后精神继续好转，说话已有些逻辑，少说几句话已听不出毛病，走路步态也比以前好转，有时还主动干点家务劳动，舌质正常，舌苔白，脉弦。原方10剂，隔日1剂。喝完后买两瓶抗脑衰巩固疗效。

按：张姓患者长期独居，心情抑郁，老年后生活充裕，膏粱厚味，又少于运动，湿热内生，充斥三焦，熏蒸元神之腑，脑失所用。加之湿热困阻中焦，影响脾胃运化，脾不升清，胃不降浊。脑海得不到奉养，代谢毒物不能排除，以致神魂颠倒，目光呆滞，鼻涕横流，口涎自出，作息失常，形似痴呆。用三仁汤清热利湿、宣畅三焦，加石菖蒲、冰片开窍醒神，远志祛痰安神，川芎上行头目，引开窍药达于脑海。诸药相合，清热利湿、宣畅气机、开窍醒神，符合该病病机，故能取得理想的效果；田姓患者老年丧子，心情悲痛，肝气郁结，木郁克土，湿热内生，弥漫三焦，熏蒸于脑。脑为元神之府，喜清恶浊，喜静恶扰，喜盈恶亏。今神明被扰，元神失用，各种离奇症状迭出。若非三仁汤化气祛湿，使热随湿去，其他方法断难使神明清净。

第五节　三仁汤治疗脑梗死

脑梗死（脑梗、缺血性脑卒中）是由于脑部血液供应障碍、缺血、缺氧引起的局限性脑组织缺血性坏死或软化的一类疾病，脑梗死的病因分类根据 TOAST 分型可分为：大动脉粥样硬化型，小动脉闭塞型，心源性栓塞，其他原因型和不明原因型。其主要临床表现就是肢体和语言功能障碍。

本病中医称"中风"，由于发病后一般意识清楚，因此多属风中经络。关于中风的病因学说，唐宋以前多以"外风"学说为主，以"内虚邪中"立论，如《金匮要略》认为络脉空虚，风邪乘虚入中。唐宋以后，特别是金元时期，突出以"内风"立论，可谓中风病因学说上的一大转折。如刘河间力主"心火暴盛"；李东垣认为"正气自虚"；朱丹溪主张"痰湿生热"；王履从病因学角度归类提出"真中""类中"，其中有外邪侵袭而发者称为"真中"；无外邪侵袭而发者称为"类中"。张景岳又倡导"非风"之说，提出"内伤积损"的论点。

这些学说验之临床，都有一定的科学性。但由于时过境迁，年代久远，现代人的生活方式、生活水平与过去有天壤之别。发病原因又有了新的变化，现代人膏粱厚味，养尊处优的生活方式，致使湿热内生，充斥三焦，上扰清窍，神明失养，贼风内侵，五体萎废；湿热日久，必伤及肾，肾脏既伤，人的精力和智力都会下降，从而

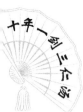

引发"中风"后遗症的种种症状。可见，从清热利湿的角度来探讨对脑梗死的治疗方法，具有重要的临床意义。

曾治张某，男，46岁，农民。就诊日期：1999年12月31日。

患者早晨起床后感觉语言謇涩，肢体活动不利。赶紧去县医院查了一个CT，扫描未见异常。不治回家，中午感到症状加重，急来我处就诊。

现症：面红目赤，语声洪亮，喉中痰鸣，言语艰涩，右侧上下肢肌力均不到Ⅲ级，自述胸中烦闷，体温36.8℃，血压140/90mmHg，舌质偏红，舌苔黄腻，脉弦滑数。

四诊合参：此脑梗死，乃湿热内蕴，充斥三焦，气血运行不利，贼风内生，痰瘀相合，上窜清窍，神明失用，五体失于温养所致。拟议清热利湿、调畅气机、豁痰通络法调治：薏苡仁30克，炒杏仁10克，白蔻仁10克，滑石（布包）30克，白通草6克，法半夏10克，川厚朴10克，川芎30克，石菖蒲10克，地龙10克，大黄（酒制）6克，甘草6克。水煎服，日2剂，4剂。同时嘱其第二天复查一个脑部CT。

2000年1月2日复诊：服药后面红目赤、喉中痰鸣明显减轻，语言较前清利。余症如故，舌脉从前。因昨日是元旦，今日上午去复查了一个脑部CT，证实为腔隙性脑梗死。说明原前的判断无误，处理也是正确的，原方5剂，日1剂。

1月7日再诊：服药后症状明显减轻，痰鸣消失，面色复常，只是语言欠流利，肢体欠灵活，黄腻之苔略薄，脉象从前。患者自述这几天大便稀薄，原方去大黄、滑石加水蛭 10 克、桂枝 10 克以温阳通脉。5 剂。

患者服药后，症状继续减轻，又照三诊原方服药 10 余剂，诸症悉平，随访 2 年未发。

又治王某，男，61 岁，农民。

患者一个月前患脑梗死，经治好转，四肢活动尚可，言语欠流利，于 2000 年 5 月 2 日求余诊治。

现症：口齿不清，言语欠流利，舌苔黄腻，脉弦滑。血压 150/100mmHg，患者素常嗜酒，每天都要喝二两。

此脑梗死后遗症。乃湿热内蕴，弥漫三焦，神明被扰之故。拟清热利湿、豁痰开窍：薏苡仁 30 克，炒杏仁 12 克，白蔻仁 10 克，滑石（布包）30 克，竹叶 10 克，半夏 10 克，厚朴 10 克，通草 6 克，川芎 30 克，胆南星 10 克，石菖蒲 10 克，甘草 6 克。水煎服，日 1 剂，5 剂。

5 月 8 日复诊：服药后口齿仍不清，但有时某一个词很清楚，说话比以前流利。舌脉从前，血压 150/95mmHg。效不更方，原方 5 剂。患者服药后，口齿继续好转，以此方为基础，根据病情转化略事化裁，前后共服药 20 余剂而愈。

按：张姓患者"中风"初发，湿热内蕴，痰瘀互结，上窜清窍，诱发中风。因其年龄正当壮年，体格健壮，邪实正不衰。故用三仁汤去竹叶清热利湿、宣畅气机，加酒大黄清热利湿、活血化瘀；石菖蒲豁痰开窍；地龙活络；甘草调和诸药、扶助正气；重用川芎，意在引诸药上行头目、搜风活络。因治法与病机合拍，选药与病情相符，故不用补气药也达到了益气复脉、邪去正复的目的；王姓患者湿热内蕴，弥漫三焦，上熏于脑，神明失用所以口齿不清。此证类似于中医学的"喑痱"，提到"喑痱"，我们很自然就想到刘河间的"地黄饮子"。但"地黄饮子"滋肾阴、温肾阳、豁痰熄风。其脉必两尺微弱。而此例患者两尺不微反弦滑，苔显黄腻，若非三仁汤不能化气祛湿，调理气机，清热祛痰。采用地黄饮子断难收功。

第六章

三仁汤之肺系病治验

肺系包括肺脏、气管和支气管，主司呼吸。肺于五行属金，与君主之官同居上焦，位同相辅，主治节，朝百脉，娇贵无比，喜清恶浊，喜燥恶湿。湿热内蕴，最易熏蒸肺脏，出现咳嗽、哮喘、吐痰等症。

第一节　三仁汤治疗气管炎

气管炎是由于感染或非感染因素引起的气管、支气管黏膜炎性改变，黏膜分泌增多的一类疾病。因缺乏负离子而使气管黏膜上皮绒毛内呼吸酶活性降低，影响肺泡分泌功能及肺的通气和换气功能，临床以长期咳嗽、咳痰或伴有喘息为主要特征。

中医认为：气管炎的病位首先在肺，继则影响脾肾，后期病及于心。外邪从口鼻、皮毛入侵，每多首先犯肺，导致肺失宣降，上逆而为咳。饮食不节、烟酒、辛辣、肥甘厚味嗜食既久，助湿生痰，是形成本病的重要原因之一。气管炎的病机关键是痰。"脾为生痰之源"，脾有促进人体体液吸收及运化的作用，脾功能减弱就会造成体内水湿停滞，湿可转化为饮，饮又进一步转化为痰，"痰""湿""饮"都由脾功能减弱而产生，它们是人体内性质相似而形态不同的三种不正常液体。气管炎的主要症状是咳嗽。临床上许多疾病都能引起咳嗽，《内经》上说："五脏六腑皆令人咳，非独肺也。"这是中医对咳嗽的全面认识。刘河间谓："咳谓无痰而有声，嗽是无声而有痰，咳嗽谓有声有痰。"对咳与嗽作了明确分析。《医宗金鉴》更是提出："聚于胃，关于肺。"认为咳嗽虽与五脏六腑有关，但主要在于肺与胃。"脾为生痰之源，肺为贮痰之器"就很能说明这个道理。

由此可见，脾脏与湿邪在气管炎整个的发病过程中都占有举足轻重的地位，三仁汤祛湿、健脾，进而也就能逐饮化痰，以之治疗气管炎应当是有的放矢之举。

曾治吴某，女，34岁，农民。

近一个月来，咳嗽、咳痰、胸闷，在当地吃遍了像止嗽青果丸、橘红化痰丸、必嗽平、复方甘草片、麻杏止咳片之类的药物未见好转，又去县医院拍了个胸片，诊断为气管炎，打针输液（具体药物不详）七八天，疗效甚微，于1982年10月15日求余诊治。

现症：咳嗽胸闷，咳声重浊，痰黏色白，难以咳吐，食欲不振，舌淡苔白，脉滑。

此属急性气管炎。乃脾虚湿困，痰浊壅肺，肺失宣肃，气机不利之故。拟健脾祛湿、化痰止咳法：薏苡仁30克，炒杏仁12克，白蔻仁10克，麻黄10克，半夏10克，厚朴10克，桔梗10克，竹叶10克，滑石（布包）20克，枳壳12克，陈皮10克，甘草6克。水煎服，日1剂，3剂。

10月19日复诊：服药后咳嗽、胸闷减轻，痰质转稀，食欲好转，舌脉如故。原方加前胡10克，5剂。

10月25日再诊：药后偶有咳嗽，痰量甚微，舌脉转平。继以橘红化痰丸巩固疗效。

又治赵某，男，52岁，农民。就诊日期：1999年11月19日。

每年冬天，咳嗽吐痰，偶有哮喘，中西药品服用无数，皆取效一时，天气一凉，咳喘必发，至今已五六载，1999年冬咳嗽又发，求治于余。

现症：咳嗽哮喘，咳吐黏痰，色白量多，胸脘痞闷，食欲不振，舌淡苔白，脉细。

此为慢性气管炎。乃脾虚不运，聚湿生痰，贮存于肺，每逢冬天，风寒引动痰饮，发为咳喘。治以健脾，祛痰，宣肺，止咳：麻黄10克，炒杏仁10克，枳壳10克，紫菀10克，款冬花10克，半夏10克，薏苡仁30克，厚朴10克，白术10克，白蔻仁10克，桔梗10克，甘草6克。水煎服，日1剂，5剂。

11月24日复诊：服药后咳嗽咳痰减轻，食欲增强，舌脉如故。原方5剂。

患者服药后，咳止痰平。吾嘱其常服薏苡仁以健脾祛湿。第二年冬季，我路遇患者，知其咳喘未发。

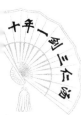
按： 吴姓患者为急性气管炎，赵姓患者为慢性气管炎。二者都有咳嗽痰多、胸脘痞闷、食欲不振等脾虚不运，气机不利，痰浊壅肺的症状，应用健脾运湿、宣畅气机、兼能化痰的三仁汤化裁都取得了理想的疗效。

第二节　三仁汤治疗支气管哮喘

在世界卫生组织及美国国家卫生研究所组织修订的"哮喘的全球防治战略"（2002）中对支气管哮喘的定义为"支气管哮喘是由多种细胞及细胞组分参与的慢性气道炎症，此种炎症常引起气道反应性增高，导致反复发作的喘息、气促、胸闷和（或）咳嗽等症状，多在夜间和（或）凌晨发生，此类症状常伴有广泛而多变的气流阻塞，可以自行或通过治疗而逆转"。

哮喘的主要病理环节是宿疾内伏，亦因感受外邪或其他因素而诱发，元代朱丹溪《症因脉治》指出："哮病之因，痰饮留伏，结成窠臼，潜伏于内，偶有七情之犯，饮食之伤，或外有时令之风寒，束其肌表，则哮喘之证作矣。"导致宿疾内伏的原因大凡有以下几种：寒邪伤肺痰饮内停气道；饮食不当，酸甘肥太过，酿痰蒸热，上干于肺；脾肾阳虚，气不化津，痰浊壅肺等原因。但造成哮喘发病必定兼有各种诱因，如风寒、饮食、情感、劳倦等引发其痰，以致痰气交阻，痰道气升，气因痰阻，相互搏结，阻塞气道，气管因而狭窄，肺气升降不利，而致呼吸困难，气息喘促；同时气体的出入，又复引触停积之痰，产生哮鸣之声。清代李用粹在《证治汇补》中指出："哮为痰喘之久而常发音，因而内有壅塞之气，外有非时之感，膈有胶固之痰，三者相合，闭拒气道，搏击有声，发为哮病。"扼要地说明了壅塞之气、非时之感、胶固之痰为哮喘发作的三大主要环节。

由于痰阻气道，气机不利是酿发哮喘的重要原因之一，脾虚失运是聚湿生痰的关键，健脾祛湿、调理气机，及时调理生痰之源就不失为控制哮喘发作的有效手段。三仁汤健脾、祛湿、化痰、调理气机。因此，理所当然的成了控制哮喘发作的基本处方。

曾治苗某，女，54岁，国家干部。2001年12月23日就诊。

幼发哮喘，久治不愈，青壮年时期曾一度停止发作，随着年龄的增长，体质下降，近几年发作次数明显上涨，食欲明显下降，体质一日不如一日。发作起来需用激素、麻黄素、氨茶碱等控制症状，但仅取效一时。曾遍访名医，服用药物无数，疗效甚微。患者至今保留有省中医院某专家开的处方，说实在受不了了服这张方子能控制一段时间，但时间久了就没有效果了。时间长了，我也记不清方中的具体成分，只记得大概是小青龙汤的意思。患者当时的脉象是：舌淡苔白润，脉细。我想小青龙汤的适应证是内有痰饮，外感风寒，风寒引动痰饮而致的咳喘。健脾理气，调理生痰之源，再加宣肺平喘、温肺化饮之药，是否会取得比小青龙汤更好的效果呢？于是就拟订了一张处方：麻黄10克，炒杏仁10克，薏苡仁30克，白蔻仁10克，厚朴10克，半夏10克，滑石（布包）15克，桔梗10克，

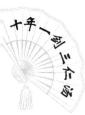
细辛6克，苏子12克，莱菔子（炒）15克，甘草6克。姜枣为引，日1剂，5剂。

12月29日复诊：服药后哮喘明显减轻，吐痰减少，舌脉如故。原方继进，5剂。

2002年1月4日再诊：药后哮喘已平，喉中偶有痰鸣，食欲不振，苔白脉细。原方去麻黄、苏子、厚朴加鸡内金10克，焦山楂10克，焦麦芽10克。5剂。

1月10日再诊：服药后咳喘未发，喉中痰鸣已除，食欲增强。患者面有喜色，千恩万谢。嘱其平常间隔服几盒金匮肾气丸，多食些薏苡仁、杏仁以健脾渗湿，调理气机，随访1年，哮喘未发。

又治张某，男，12岁，学生。于2001年10月18日求余诊治。

哮喘，呼吸困难，咳嗽，吐痰色白，量多而黏，不易咳出，痰出喘平，胸脘胀满，不思饮食，苔白脉数。查体：体温36.8℃，双肺布满哮鸣音。

四诊合参，此为支气管哮喘。乃感受湿热，化为痰饮，阻塞气道所致。因患者系儿童，考虑到孩子的承受能力，我欲用消炎解痉、平喘化痰的西药治疗，但家长非常着急，怕单用西药会落下喘根，要求用中药治疗。这正中下怀，遂改用祛湿豁痰，止咳平喘的方剂治疗：炒杏仁9克，麻黄8克，白蔻仁9克，半夏8克，厚朴9克，滑石（布包）15克，竹叶8克，薏苡仁12克，通草5克，苏子9克，莱菔子9克，甘草5克。水煎服，日1剂，5剂。

10月24日复诊：服药后患者嗽止喘平，仍胸脘胀满，有时气管不清净，有少量痰涎吐出，舌苔白。原方去麻黄、苏子加白术 9 克、陈皮 8 克，4 剂，以图巩固。

按：苗姓患者幼发哮喘，脾肾不足可知。但补肾非十天半月能够奏效，故用三仁汤健脾祛湿，宣畅三焦，清理气道，截断生痰之源，以后天充养先天，再加温肺化饮、宣肺平喘之品标本兼顾，痰喘消除后，再补肾纳气治疗疾病之根本，取得了比较理想的效果；张姓患者感受湿热，化生痰涎，阻塞气道，发为哮喘。用三仁汤清热利湿，宣畅三焦。使湿去痰平，上焦清利，哮喘自止。

第七章

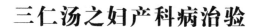

三仁汤之妇产科病治验

妇产科疾病，主要涉及经、带、胎、产诸疾，其发病机理都与冲脉、带脉有关。湿热熏蒸，最易伤及带脉，可致多种妇产科疾病。限于篇幅，本章主要讨论四种最常见的妇产科疾病。

第一节　三仁汤治疗宫颈炎

宫颈炎是育龄妇女的常见病，有急性和慢性两种。急性宫颈炎常与急性子宫内膜炎或急性阴道炎同时存在。临床以慢性宫颈炎多见。主要表现为白带增多，呈黏稠的黏液或脓性黏液，有时夹有血丝。

急性宫颈炎属中医妇科学中"带下病"的范畴。其发病机理为经期或产后，胞脉空虚，由于摄生不慎或房事不洁，湿热毒邪乘虚而入，侵犯胞宫。常分为二型：湿热型、热毒型。

慢性宫颈炎也属中医妇科学中"带下病"的范畴。它的发病机理是因湿邪为患，影响任、带二脉，以致带脉失约，任脉不固而为病。湿邪的产生或因脾虚失运，水湿不化；或因肾虚失固，封藏失司；或因摄生不慎，感受外来湿邪。故本病可分为脾虚、肾虚和湿热三型。湿热内蕴与宫颈炎的发病息息相关，历代医家都主张带下病的病机关键是"湿"，由此我们不难想象出三仁汤在宫颈炎治疗中的重要意义。

曾治孙某，女，30岁，教师。

近一年来，白带量多，质稠有味，有时带有血丝，在县中医院检查为宫颈炎，曾服甲硝唑、妇科千金片、复方新诺明、乌鸡白凤丸等疗效甚微，于1983年10月11日求余诊治。

现症：白带淋沥，质稠量多，色白带有血丝，有腥臭味，腰部酸痛，头昏易困，食欲不振，精神欠佳，舌质偏红，舌苔黄腻，脉滑。尿妊娠试验阴性。

此乃宫颈炎，系湿热内蕴，伏于下焦，伤及带脉，带脉不约之故。拟清热、利湿、止带：薏苡仁30克，白蔻仁10克，炒杏仁10克，苍术10克，滑石（布包）30克，厚朴10克，半夏10克，墓头回10克，通草6克，荆芥穗10克，甘草6克。水煎服，日1剂，5剂。

11月17日复诊：药后白带量减少，已不见血丝，精神、食欲皆有好转，舌脉从前，原方3剂。

11月20日再诊：服药后诸症消除，仍感觉头昏，精神不如从前，苔薄黄，脉细略数。原方去滑石5剂。患者服药后诸症消除，随访1年未发。

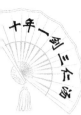
按：本例患者感受湿热之邪，伏于下焦，伤及带脉，带脉失约，湿热下注则带下量多，质稠味臭；湿热之邪化火，灼伤血络则带有血丝；湿蕴中焦，伤及脾胃则食欲不振；湿热熏蒸，上扰清窍则头部昏蒙，精神欠佳。用三仁汤清热利湿，宣畅三焦，使上焦清、中焦运、下焦健。再加苍术、荆芥穗、墓头回利湿止带，修复带脉而使宫颈炎症消除。

第二节　三仁汤治疗宫颈糜烂

确切的说，宫颈糜烂不是一个独立的疾病，而是慢性宫颈炎的一种表现形式。宫颈糜烂实际上并不属于真正的糜烂。当宫颈外口表皮脱落，被宫颈口柱状上皮组织所代替后，由于覆盖面的新生上皮较薄，甚至可以看到下方的血管和红色的组织，看上去就像真正的糜烂，所以才称之为宫颈糜烂。宫颈糜烂是妇科疾病中最常见的一种。其主要症状是白带增多、腰骶部疼痛、外阴痒痛、尿频或排尿困难、严重时可造成不孕。人们之所以对"宫颈糜烂"如此忧心忡忡、心怀芥蒂，很大程度上是因为医学界一直将宫颈糜烂看作是可能发生宫颈癌的前兆。实际上，最新医学观念认为，"宫颈糜烂"与宫颈癌并无直接关系。

宫颈糜烂属中医学中"带下病"的范畴。它的发病机理是因湿邪为患，影响任、带二脉，以致带脉失约，任脉不固而为病。湿邪的产生或因脾虚失运，水湿不化；或因肾虚失固，封藏失司；或因摄生不慎，感受外来湿邪。故宫颈糜烂只要有三仁汤的适应证，以之清热利湿不失为明智之举。

曾治杨某，女，42岁，农民。

近一年来，外阴瘙痒不适，白带量多，红黄相间，状如脓液，腰骶部疼痛，曾在县医院检查为3度宫颈糜烂，于1997年12月13日求治于余。

现症：外阴瘙痒，发作起来痛痒难忍，恨不得抓破为快，抓破了则流黄水，白带量多，赤、白、黄色夹杂，状似脓血，腰部酸痛，由于久治不愈，且听某名医说此病极易引发宫颈癌，思想压力颇大，胸闷不舒，食欲不振，舌苔黄腻而厚，脉弦滑而数。

此宫颈糜烂。属湿热内蕴，肝气郁结证。治以清热利湿，疏肝健脾：薏苡仁30克，炒杏仁10克，白蔻仁10克，滑石（布包）30克，厚朴10克，半夏10克，柴胡6克，白芍12克，白术10克，茯苓10克，地肤子30克，白蒺藜10克。水煎服，日1剂，5剂。

12月18日复诊：服药后诸症减轻，但程度甚微，患者非常心急，要求加大药量，我想湿热之邪，胶固难除，最忌急躁，宜从缓图治。遂一字不差，照抄原方。5剂。

12月23日再诊：患者来后非常高兴，说服完这5剂药大见效果，胸部不憋闷了，食欲也好转了，白带也少了，颜色也正常了，就是下部刺痒不减。舌脉如故。调整处方如下：薏苡仁30克，滑石（布包）30克，厚朴10克，半夏10克，通草6克，地肤子30克，白蒺藜10克，苍耳子10克，白芍10克，山药12克，茯苓10克，

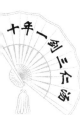

甘草6克。5剂。

12月28日再诊：药后神清气爽，白带复常，食欲如故，舌淡苔白，脉象平和。三诊，原方3剂，以资巩固疗效。

按：本例患者感受湿热之邪，蕴结下焦，损伤任、带二脉，任脉不固，带脉失约，故带下量多；湿热熏蒸，伤及脂膜、血络则带下赤、白、黄相间，状如脓血；湿热蕴结肌肤，肌肤失其常态则外阴痛痒难忍，破出黄水；病久不解，心怀芥蒂，肝气不舒，加之湿热熏蒸上焦则胸闷不舒；湿热之邪伤及脾胃，加之木郁克土则食欲不振。故初诊时以三仁汤和逍遥散化裁以清热利湿、疏肝解郁，加地肤子、白蒺藜祛湿止痒。三诊时肝郁之象已除，故减去逍遥散的成分加苍耳子增强方剂的祛湿止痒之力；加白芍养血和营；加入山药者，系我多年经验，白带经久不愈，加入山药可去带脉之湿、补带脉之虚，促进带下病痊愈。本例宫颈糜烂患者的治疗过程中自始至终贯穿着三仁汤的主要成分。

第三节　三仁汤治疗恶阻

妊娠后出现恶心呕吐，头晕厌食，甚则食入即吐者，称为恶阻，全称妊娠恶阻。恶阻多发生在妊娠6~12周，孕3个月后多能逐渐消失。如果在孕早期仅有恶心欲吐、择食、头晕、倦怠，是早孕反应，不属病态。有关恶阻的最早记载见于汉代《金匮要略》，隋代《诸病源候论》首载恶阻的病名。元代《丹溪心法》指出此病病在脾胃。明代《景岳全书》对此病孕"三月余而呕吐渐止"的发病规律已经有了明确的认识。恶阻多由素体脾胃虚弱，多痰多湿，或情志抑郁，精神紧张，或饮食不当导致。怀孕以后，阴血聚于胞宫以养胎，全身阴血相对不足，冲脉之气上逆，导致胃失和降，也是一个不可忽略的因素。

对于恶阻的治疗，中医一般分为四个类型。痰湿阻滞是其中比较常见的类型。证见呕恶不止，呕吐黏腻痰涎，胸胁满闷，不思饮食，厌恶油腻，神疲乏力，四肢沉重，舌苔白腻，脉细滑。对于这个类型的治疗，我认为用三仁汤加安胎圣药黄芩、白术效果较好。

曾治王某，女，25岁，农民。

近一个月来，食欲不振，恶心呕吐，厌恶油腻，神疲乏力，起初以为是妊娠反应，没多在意，最近一周症状加重，水米难进。于1987年10月6日求余诊治。

现症：恶心呕吐，呕吐物黏腻，似痰非涎，恶闻油腻，闻见呕吐更甚，不思饮食，体倦乏力，四肢沉重，舌苔白腻，脉细略滑。尿妊娠试验阳性。

此为恶阻。乃痰湿内蕴，胃失和降之故。治当祛湿化痰，和胃降逆，兼以安胎：薏苡仁15克，炒杏仁10克，白蔻仁10克，法半夏10克，厚朴10克，竹茹10克，黄芩10克，白术10克，苏叶10克，甘草6克，生姜为引。5剂。

患者服药后，呕恶停止，食欲渐复。

又治顾某，女，26岁，干部。就诊日期：1987年12月7日。

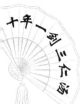

食欲不振，精神倦怠，恶心呕吐，四肢酸懒，苔白脉滑。尿妊娠试验阳性。

此为恶阻。湿热困脾使然。薏苡仁 15 克，炒杏仁 10 克，白蔻仁 10 克，半夏 10 克，厚朴 10 克，竹叶 10 克，白术 10 克，黄芩 10 克，竹茹 10 克，甘草 6 克。生姜为引，3 剂。

12 月 11 日复诊：服药后精神好转，呕吐减轻，舌脉从前，原方 3 剂。

12 月 15 日再诊：服药后呕吐基本消除，偶有一次呕吐，量很少。因患者不愿服中药，用维生素 B6、安胎丸以善其后。

按：王姓患者素蕴痰湿，脾胃虚弱，怀孕之后，聚血养胎，阴血相对不足，冲脉之气上逆，胃失和降，胃气益虚，故呕吐痰涎，食欲不振；《丹溪心法》指出："妇人有孕则碍脾，运化迟而生湿，湿而生热"，故恶闻油腻；脾虚不运，难司四肢故体倦乏力，四肢沉重。用三仁汤去滑石、通草、竹叶加竹茹、苏叶健脾祛湿、和胃安胎，加白术健脾生血安胎；黄芩清热凉血安胎。使脾运胃和、呕恶停止、胎气自安；顾姓患者湿热内蕴，损伤脾胃，气血无生化之源，冲脉之气上逆，胃失和降所以恶心呕吐；脾胃不能化生水谷精微充养神明，所以精神倦怠；脾虚湿困，难主四肢，所以四肢酸懒。用三仁汤健脾祛湿，气化湿化，湿化胃宁，加黄芩、白术安胎，竹茹降逆止呕，甘草调和诸药。不用滑石、通草者，恐其利甚滑胎。如此则胃得和降，冲脉平静。

第四节　三仁汤治疗产后热

产妇在产褥期内，以发热为主症，出现发热持续不退，或突然高热寒战，并伴有其他症状者，称为产后发热。主要是产时感染邪毒，或体虚感受外邪，或瘀血内阻、湿热内蕴，或伤食、或蒸乳，或血虚，以致邪正交争、气机壅阻、营卫失和而造成发热。

感受湿热毒邪或湿热内蕴者，发热寒战，头痛恶寒，鼻塞声重，午后热甚，关节肌肉酸痛，胸闷不饥，口中不渴或渴不欲饮，舌苔白或黄腻脉濡数或滑数，其治当以三仁汤为主方。

曾治王某，女，30岁，农民。

产后一周，已高热 3 天，头痛恶寒，输抗生素、激素、维生素两天疗效甚微，于 1999 年 6 月 28 日邀余赴诊。

现症：持续高热，头痛恶寒，全身关节酸痛，胸脘痞闷，恶心呕吐，食欲不振，稍有咳嗽，查体：体温 39℃，听诊两肺呼吸音清，肝脾未触及，少腹部有压痛，舌苔黄腻而厚，脉濡数。

此产后热。乃感受湿热毒邪，正邪格拒，气机不利之故。治以清热利湿，宣畅气机。予薏苡仁 30 克，炒杏仁 10 克，白蔻仁 10 克，竹叶 12 克，滑石（布包）20 克，厚朴 10 克，半夏 10 克，通草 6 克，板蓝根 30 克，金银花 30 克，桂枝 10 克。水煎服，日 1 剂，2 剂。

6 月 30 日复诊：服药后头痛减轻，高热稍退，咳嗽已除，其他症状也有不同程度的减轻，就是自昨晚开始小便量多，查体：体温 37.5℃，舌脉从前。原方去滑石加甘草6克，3剂。患者服药后诸症消除，舌脉复常。

按：本例患者产时不洁，感染湿热毒邪，产后体虚，营卫失和则发热恶寒，全身酸痛；湿热壅滞，气机不利则头部疼痛，胸脘痞闷；湿热上犯上焦，肺气不利则咳嗽；蕴结中焦，脾胃受损则恶心呕吐，食欲不振；湿热郁结下焦，伤及胞宫，气机不利则少腹部有压痛。故用三仁汤清热利湿、宣畅三焦，加板蓝根、金银花清热解毒；桂枝调和营卫，引热外出，防止寒凉药物损伤正气。二诊时患者小便量多，考虑为清热利湿力猛所致，故去滑石加甘草调和诸药，顾忌产后体虚，使药性平和。

第八章

三仁汤之肛肠病治验

　　肛肠疾病是人类特有的常见病、多发病。据有关普查材料标明，痔疮等肛门直肠疾病的发病率为 59.1%，痔疮占一切肛肠疾病的 87.2%，而其间又以内痔最为常见，占一切肛肠疾病的 52.19%。男女均可患病，女性的发病率为 67%，男性的发病率为 53.9%，以女性的发病率为高。

　　研究表明：食物质量的精粗，蔬菜品种的改动与量的增减，蛋白质、脂肪、淀粉、纤维素等含量的多少，水分摄入状况，都能直接影响粪便成分，进而导致肛门直肠疾病。另外，酒和辛辣物可影响消化道黏膜，造成血管扩张，结肠功能失调。长期饮酒或喜食辛辣食物的人，肛肠疾病的发病率显著上升。全国普查材料显示，喜食辛辣者其发病率为 61.6%，喜饮酒者其发病率为 64.6%，均显著高于普通人群发病率。长期嗜酒或过食辛辣之物，最易助湿生热，可以理解为湿热是导致肛肠疾病发生的主要原因之一，清热利湿在肛肠疾病治疗中的作用尤其重要。

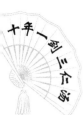
第一节　三仁汤治疗痔疮

痔疮是人体直肠末端黏膜下和肛管皮肤下静脉丛发生扩张和屈曲所形成的柔软静脉团。多见于经常站立者和久坐者。痔疮包括内痔、外痔、混合痔，是肛门直肠底部及肛门黏膜的静脉丛发生曲张而形成一个或多个柔软的静脉团的一种慢性疾病。

中医认为，痔疮的发病因素与风、湿、热、燥、气虚、血虚有关。《症治要诀》云："血清而色鲜者，为肠风……"《见闻录》说："纯下清血者，风也。"说明风邪可引起下血，且由于风邪善行数变之特性，血色鲜红，呈喷射状。《医宗金鉴》说："肛门围折纹破裂便结者，火燥也。"指出了该病的发生多因饮食不节，过食辛辣，燥热内结伤阴，大便干结所致。《见闻录》曰："色如烟尘者，湿也……"指出了无论内伤饮食，恣食肥甘，还是久居湿地，均可使湿热蕴阻肛门，经络阻隔，气血凝滞，而诱发痔疮。因此，从清热利湿的角度探讨痔疮的治疗法则，具有一定的临床意义。

曾治崔某，男，45岁，干部。就诊日期：1989年5月31日。

近一年来，大便经常带血，在市中医院肛肠科检查为内痔，欲行手术切除。患者惧怕手术，回来求我保守治疗。

患者起初是上火后大便干燥时带血，随着时间的推移，便血越来越重，只要大便已成形就带鲜血，有时便后痔核可脱出肛外，触之疼痛，余无异常。舌质正常，舌苔白，脉滑。

此痔疮之湿热蕴结者也。治以清热利湿：薏苡仁30克，炒杏仁10克，白蔻仁10克，滑石（布包）30克，厚朴10克，半夏10克，通草6克，槐花30克，茜草15克，生甘草10克。水煎服，日1剂，5剂。

6月6日复诊：药后便血明显减轻，舌脉从前。原方5剂。

患者服药后，便血消除，痔核未再脱出。

又治盛某，男，33岁，教师。就诊日期1995年6月6日。

近半年来，每逢大便则便中带血，严重时即使不大便肛门也有血液渗出，似女人月经。非常难堪，舌苔黄腻，脉滑。查肛门截石位9点处有花生豆大小的内痔一个。

此内痔，系湿热内蕴，伏于直肠，日久化火，灼伤血络之故。治宜清热利湿，清肠止血：薏苡仁30克，炒杏仁10克，白蔻仁10克，滑石（布包）30克，厚朴10克，半夏10克，竹叶10克，通草6克，大黄（后下）10克，槐花15克，五灵脂（炒炭）10克，蒲黄（炒炭）10克。水煎服，日1剂，5剂。

患者服药后，痔核缩小，未再出血。

按：崔姓患者除便血外，一切正常，似乎无证可辨。但患者系国家干部，应酬较多，过食膏粱厚味可知也，加之素常嗜烟酒，湿热内生，蕴结下焦，熏蒸直肠，诱发痔疮。用三仁汤清热利湿，加槐花、茜草清热止血，甘草解毒清热，药证相符，效如桴鼓。盛姓患者湿热内蕴，伏于直肠，日久化火，损伤直肠，灼伤血络。用三仁汤清热利湿，宣畅气机。加大黄、槐花泄热清肠，五灵脂、蒲黄

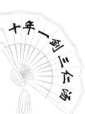
活血止血，施法得当，应手而效。

第二节　三仁汤治疗肛裂

肛裂是齿状线以下肛管皮肤全层的小溃疡。其方向与肛管纵轴平行，长约 0.5~1.0cm，呈梭形或椭圆形，愈合困难，是中青年人产生肛管处剧痛的常见原因。而肛管浅表裂伤不能视为肛裂，因其能很快自愈，且常无症状。肛裂好发于肛管后中处，若肛管侧方有肛裂，或有多个裂口，应想到可能是肠道炎性疾病的早期表现。

中医学文献中没有肛门裂的病名，认为此病属于"痔"的范畴，故有"痔裂"之称。《外科大成》记有二十四痔，其中对"钩肠痔"的描述："肛门内外有痔，折缝破裂，便如羊粪、粪后出血，秽臭大痛者……"符合肛门裂的症状。《疮疡经验全书·卷七》记有"担肠痔"，其痔横在肛门，《医宗金鉴·痔疮篇》中记载：肛门围绕折纹破裂，便结者，火燥也。"《诸病源候论·脉痔候》记有："肛边生裂，痒而复痛出血者，脉痔也。"也是指肛门裂。由于湿热是导致"痔"的主要原因之一，清热利湿也就成了肛裂的治疗方法之一。

曾治林某，男，32 岁，工人。就诊日期：1988 年 12 月 5 日。

近半年来，每逢大便后肛门疼痛难忍，曾在某医院诊断为肛裂行手术切除，手术后好了一段时间，但不到一个月便后肛门疼痛又发，经朋友介绍求治于余。

现症：便后肛门疼痛，有时疼痛难忍，欲嚎啕大哭，便干，口苦，不欲饮水，饮食、小便正常，检查肛门截石位 4 点处有一葵花子大小的肛裂，四周红晕，舌脉无特异发现，问其饮食习惯，知患者嗜食辣椒，每餐没有辣椒便食不知味，没事好喝两口。

此为肛裂。乃湿热壅滞，损伤肛门所致。拟议清热利湿、疏风止痛：薏苡仁 30 克，滑石（布包）30 克，厚朴 12 克，半夏 10 克，竹叶 10 克，防风 12 克，苦参 30 克，独活 10 克，大黄 10 克，甘草 6 克。水煎服，日 1 剂，5 剂。同时嘱其少吃辣椒，戒酒。

12 月 10 日复诊：服药后大便稍稀，肛痛减轻，仍感口苦，舌脉从前。原方大黄减至 5 克，加黄连 10 克，5 剂。

12 月 16 日再诊：服药后口苦消除，大便正常，但大便后肛门仍有轻微疼痛，舌脉从前，检查肛门截石位 6 点处仍有麦粒大小肛裂一处，四周红晕消失，皮色正常。调整处方如下：薏苡仁 30 克，滑石（布包）30 克，黄芪 60 克，当归 10 克，竹叶 10 克，厚朴 10 克，防风 10 克，甘草 6 克。6 剂。患者服药后，肛裂消除，口和便调。

按： 该例患者除便后疼痛，口苦，便干外，其他无特异发现，似乎是胃热亢盛所致。患者刚述完病情，我脑海中的第一印象也是如此。但仔细诊察，患者虽口苦，便干，却不欲饮水；肛裂一般皮色不变，该患者却四周红晕，显然是湿聚其内。加之热象昭然，湿热内蕴可知。用三仁汤去杏仁、白蔻仁、通草加苦参、大黄清热利湿，防风、独活疏风止痛，甘草清热解毒，调和诸药；二诊时大便已软，减去大黄用量，加黄连以加大方剂的清泄胃热之力；三诊时湿热之象渐去，肛裂久不收口，去苦寒伤阳之品加黄芪、当归补气

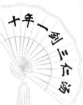
养血，托疮生肌，从而取效甚捷。本例患者的治疗过程自始至终都用了三仁汤的主要成分，体现了清热利湿治疗肛裂的临床价值。

第三节　三仁汤治疗肛窦炎

肛窦炎又称肛隐窝炎，肛窦常是肛管直肠部位感染性疾病的源发病灶。因症状不重，本病易被忽视，中医将其归为"脏毒"范畴。是以肛门内疼痛、灼热、坠胀感，排便后向会阴、臀部放射，伴肛窦红肿、有脓样物等为主要表现的痈病类疾病。

中医认为肛窦炎的病因主要是过食肥甘、辛辣食物以及鱼蟹等生腥食物，使肠中生热，热毒夹湿，下注肛门而成，证属湿热下注。清热利湿是该病的治疗大法。

曾治田某，女，46岁，农民。

主因肛门内痒痛，灼热，在县中医院检查诊为肛窦炎，经治乏效，于1986年7月13日求余诊治。

现症：肛内瘙痒，疼痛难忍，有时向臀部放射，口苦心烦，舌苔黄腻，脉濡。

此肛窦炎，脏毒使然。拟清热、利湿、解毒：薏苡仁30克，滑石（布包）30克，厚朴10克，枳壳10克，鱼腥草30克，金银花30克，竹叶10克，半夏10克，通草6克，地肤子15克，苍耳子10克，甘草6克。水煎服，日1剂，6剂。药尽病除。

又治吴某，女，33岁，农民。1990年3月9日就诊。

肛门坠胀，灼热而痛，大便后加重。舌苔黄腻，脉滑数。查肛周红肿。

此肛窦炎，湿热下注使然。薏苡仁 30 克，炒杏仁 10 克，白蔻仁 10 克，滑石（布包）30 克，竹叶 10 克，半夏 10 克，通草 6 克，厚朴 10 克，黄连 10 克，黄柏 10 克，金银花 30 克，甘草 6 克。水煎服，日 1 剂，4 剂。药尽病除。

按：田姓患者痛痒兼见，口苦心烦，苔黄腻脉濡。湿热之象皆有，符合中医湿热下注的症状，用三仁汤的主要成分薏苡仁、滑石、厚朴、竹叶、半夏、通草清热利湿；加金银花、鱼腥草清热解毒；加地肤子、苍耳子利湿止痒；甘草清热解毒，调和诸药；加入枳壳者，比类取象，是我多年经验，肛肠疾病加此可引药直达病所。药证相符，效如桴鼓；吴姓患者湿热下注，气机不利，所以肛门坠胀，灼热疼痛，用三仁汤清热利湿，宣畅气机。加黄连、黄柏清热燥湿，金银花、甘草清热解毒，法当药精，疗效确切。

第四节　三仁汤治疗肛周脓肿

肛管、直肠周围软组织内或其周围间隙内发生急性化脓性感染，并形成脓肿，称为肛管、直肠周围脓肿。其特点是自行破溃，或在手术切开引流后易形成肛瘘。是常见的肛管直肠疾病。

中医学认为：肛周脓肿成因是过食辛辣、厚味以致湿浊不化、湿热内生，湿热瘀毒流注于肛门结成肿块；或机体感受外邪，邪气不散，谷气流注于下部，引起肛门肿满积而成块；或因负重奔走，劳碌不停及病后劳累，以致肺、脾、肾亏损，伤及元气，气伤则湿聚，湿聚则生热，湿热下注大肠而成脓肿。湿热下注者，肛门坠胀疼痛、红肿较重、大便黏滞不爽或泄泻，食欲不振，渴不喜饮，舌质红、苔黄腻、脉濡数。治疗以三仁汤加金银花、连翘、大黄、蒲公英等清热解毒之品。

曾治霍某，男，40 岁，国家干部。就诊日期：2000 年 6 月 17 日。

肛周疼痛、红肿，肛门坠胀，发热恶寒，口苦恶心，食欲下降，大便黏滞不爽，解大便后不敢用手纸，舌苔白，脉濡数。

此肛周脓肿。乃湿热毒邪蕴结，下注肛门、直肠，有化腐成脓之虞。急以以下方剂施治：薏苡仁 30 克，金银花 30 克，蒲公英 30 克，滑石（布包）30 克，紫花地丁 12 克，白蔻仁 10 克，半夏 10 克，厚朴 10 克，枳壳 10 克，竹叶 10 克，大黄 10 克，防风 15 克，生甘草 10 克。水煎服，日 1 剂，3 剂。

6 月 20 日复诊：发热恶寒消失，肛周红肿减轻，仍感觉胀痛，口苦恶心，大便稀薄。舌脉从前。原方去大黄加龙葵子 12 克，2 剂。

6 月 22 日再诊：药后诸症基本消除，苔白脉濡。以复方新诺明、头孢氨苄胶囊善其后。

按：本例患者素体湿热，复感毒邪，湿热毒邪蕴结下焦，聚于肛周故肛周红肿、坠胀疼痛；邪正相争故发热恶寒；湿热波及中焦，脾胃受累故口苦恶心，食欲不振；湿热下注故大便黏滞不爽。用三仁汤的主要成分薏苡仁、滑石、白蔻仁、半夏、厚朴、竹叶清热利湿，畅中焦、渗下焦；加大黄加强方剂的清热利湿之功；加金银花、蒲公英、生甘草清热解毒；防风消肿、祛风止痛；甘草调和诸药。使湿热去，毒热消，红肿散。

第五节　三仁汤治疗肛门瘙痒

肛门瘙痒症是一种常见的局部瘙痒症。肛门部有时有轻微发痒是为常态，如瘙痒严重，经久不愈则成为瘙痒症。它是一种常见的局限性神经机能障碍性皮肤病。一般只限于肛门周围，有的可蔓延到会阴、外阴或阴囊后方。

中医学认为肛门瘙痒发病的外因，主要是感受风、湿、热邪以及虫毒外侵等，故有"诸痒属虚、属风，热盛则痛，热微则痒"之说，内因常为血虚风燥、肝肾不足、脏腑虚弱、湿热下注等，故前人说："血虚则生风，风聚则发痒。"风寒湿热之邪客于腠理，留滞于肌肤之间，结而不散，则发生痒疹。正如《诸病源候论》所说："邪气客于皮肤，复逢风寒相折，则起风瘙隐疹。"可见湿热下注，客于腠理，滞留肌肤是引起肛门瘙痒的主要原因之一。

曾治孟某，女，37岁，工人。就诊日期：2005年4月18日。

一年多来，肛门部奇痒难忍，痒起来必把肛门部抓破为快。曾多方治疗，服过扑蛲灵、驱蛔灵、激素、抗组胺药、磺胺药无效，

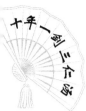
又多次找中医治疗，服中药近百剂，疗效甚微。于2005年4月18日求余诊治。

现症：肛门瘙痒，心中烦乱，食欲不振，舌苔白厚，脉濡数。查肛周发红，血痕累累。

患者非常细心，带来了几张曾经服用过的中药方，我大致浏览了一下，皆地肤子、白蒺藜、苍耳子、苦参、黄柏等祛风、祛湿、止痒之品；有一张处方甚至用了像川槿皮、白鲜皮、地骨皮之类的皮肤病药品；外用药像炉甘石、轻粉等也都上了，就是没有清热利湿，宣畅气机的方剂。

根据自己的临床所见，结合前医的经验教训，我想此证可能是湿热下注，客于肌肤，气机不利之故。拟议三仁汤清热利湿、宣畅气机：薏苡仁30克，炒杏仁10克，白蔻仁10克，滑石（布包）30克，半夏10克，厚朴10克，通草6克，竹叶10克，地肤子30克，黄柏10克，甘草6克。水煎服，日1剂，5剂。

4月24日复诊：服药后肛门瘙痒减轻，心烦好转，食欲增强。查肛周皮色正常，舌脉从前。原方5剂。患者服药后，诸症消除。

按：本例患者湿热内蕴，湿热下注，客于肛周肌肤，由于湿重于热，湿热相搏，热微则痒，所以肛门瘙痒；湿热熏蒸肝胆，扰及心神，肝失疏泄，心神被扰所以心中烦乱；湿热之邪伤及脾胃，运化无权所以食欲不振；苔白厚，脉濡数皆湿热内蕴之象。纵观整个病情，貌似简单，却涉及上、中、下三焦各个脏器，病理变化复杂多端。单纯清热利湿、祛湿止痒、祛风止痒都不能纠正各个脏器的偏差，都是头痛医头，脚痛医脚的治疗方法。唯有用三仁汤（方中加入黄柏，专清下焦湿热；地肤子祛湿止痒；甘草清热解毒，调和诸药）清热利湿、宣畅三焦，才能调动起各个脏腑的积极性，协同联动，使气化湿化，热随湿去，痒止心清，食欲复常。

第九章

三仁汤之泌尿系病治验

泌尿系疾病即泌尿系统组成器官所患疾病，泌尿系统各器官（肾脏、输尿管、膀胱、尿道）都可发生疾病，并波及整个系统。泌尿系统的疾病既可由身体其他系统病变引起，又可影响其他系统甚至全身。

泌尿系统的各个器官均居于身体下焦，湿热下注，受害首当其冲。从清热利湿的角度探讨泌尿系疾病早期的治疗方法，意义重大。

第一节　三仁汤治疗肾盂肾炎

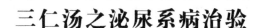

肾盂肾炎是指肾脏肾盂的炎症，大都由细菌感染引起，一般伴下尿路感染。根据临床病程长短，肾盂肾炎可分为急性和慢性，慢性肾盂肾炎严重时可导致肾功能不全。

本病属中医"淋证"范畴。急性期属实证、热证，主要与肾和膀胱有关。肾虚膀胱湿热是其主要病机。其病因是多食辛热肥甘之品，或嗜酒太过，酿成湿热下注膀胱，或因下阴不洁，秽浊之邪侵入膀胱而成湿热之证，湿热既成则阻止气化，下窍不利而引起小便淋沥频数、尿急、尿痛等症。本节主要讨论急性肾盂肾炎辨证属膀胱者。

曾治宇文某，女，35岁，农民。

患者10天前出现高热（38.5℃）、头痛、尿频、尿急、尿痛、尿路灼热等症状。起初症状不怎么严重，自己买了点安痛定、地塞米松、洁霉素肌肉注射；口服诺氟沙星、呋喃坦丁对症治疗。随着时间的推移，症状逐渐加重，方引起注意。找医生静点了几天抗生素（具体药物不详），疗效也不怎么明显。于1997年3月24日求治于余。

现症：尿频、尿急、尿痛、尿路灼热，排小便时少腹掣痛，小便黄赤，口苦，食欲不振，腰部疼痛，舌苔黄而润，脉濡。查体：体温36.8℃，双肾区有叩击痛，化验：尿中有少许脂肪管型，每高倍视野见有少许红细胞及多个上皮细胞。

此肾盂肾炎，乃湿热下注之故，拟议清热利湿法调治：薏苡仁30克，萹蓄30克，滑石（布包）30克，白通草6克，竹叶10克，白蔻仁10克，厚朴10克，车前子（布包）30克，当归10克，栀子10克，甘草6克。水煎服，日1剂，3剂。

3月27日复诊：服药后诸症减轻，患者非常高兴，要求加大药量。我想药量已到了一定地步，不可过于孟浪，原方5剂。

4月2日再诊：药后诸症基本消失，但吃饭时偶有恶心，舌苔转白，脉滑。原方加半夏10克，3剂。患者服完药后，诸症消失。我

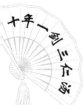
嘱其买薏苡仁500克、茯苓500克、山药500克磨成粉，每日喝一顿药粥以资巩固。

按：本例患者感受湿热毒邪，蕴结下焦，湿热下注故尿痛、尿急、尿道灼热、小便黄赤；气机不利故排小便时少腹掣痛；湿热伤肾，故肾区叩击痛，化验尿常规异常；湿热之邪伤及脾胃则口苦、食欲不振。用三仁汤清热利湿，由于湿热之邪还未犯及上焦，所以不用杏仁。加萹蓄、车前子是为增强其清利湿热之功；加当归是为增强其和血止痛之力；加入甘草者，清热解毒，调和诸药也。因清热利湿符合该病的病机，所以以三仁汤为主治疗取得了理想的效果。

第二节　三仁汤治疗膀胱炎

膀胱炎是一种常见的尿路感染性疾病，约占尿路感染总数的50%～70%。因细菌感染而引起。其致病菌多数为大肠杆菌。因为女性的尿道比男性的尿道短，又接近肛门，故膀胱炎通常多发生于女性。膀胱炎最典型的症状是尿频、尿急、尿痛甚至有急迫性尿失禁，可以有血尿和脓尿。

膀胱炎属中医学"淋证"范畴，淋之名称，始见于《内经》，《素问·六元正纪大论篇》有"甚则淋""其病淋"等的记载。医圣张仲景在《金匮要略·消渴小便不利淋病脉证并治》中描述了淋证的症状："淋之为病，小便如粟状，小腹弦急，痛引脐中。"隋代《诸病源候论·淋病诸候》将本病的病位及发病机理作了高度明确的概括："诸淋者，由肾虚而膀胱热故也……肾虚则小便数，膀胱热则水下涩，数而且涩，则淋沥不宣，故谓之淋。"

中医认为淋证的病位在肾与膀胱，且与肝脾有关。其病机主要是肾虚，膀胱湿热，气化失司。肾与膀胱相表里，肾气的盛衰，直接影响膀胱的气化与开合。淋证日久不愈，热伤阴，湿伤阳，易致肾虚；肾虚日久，湿热秽浊邪毒容易侵入膀胱，引起淋证的反复发作。淋证有虚有实，初病多实，久病多虚，初病体弱及久病患者，亦可虚实并见。实证多在膀胱和肝，虚证多在肾和脾。

实则清利，虚则补益，是治疗淋证的基本原则。徐灵胎在评《临证指南医案·淋浊》时指出："治淋之法，有通有塞，要当分别，有瘀血积塞住溺管者，宜先通，无瘀积而虚滑者，宜峻补。"我在继承古人之法的基础上，发现湿热蓄聚膀胱是该病早期的基本病机之一，三仁汤在该病早期的治疗意义非常重大。

曾治赵某，女，32岁，农民。1988年5月13日就诊。

3天来，尿急、尿痛、尿道灼热疼痛，小便黄赤，口苦心烦，时有呕恶，食欲不振，小腹部疼痛拒按，舌苔黄腻，脉数。尿常规化验发现尿中有少许红、白细胞。

此膀胱炎，乃湿热下注之故，当以三仁汤化裁调治：薏苡仁30克，炒杏仁10克，白蔻仁10克，滑石（布包）30克，半夏10克，竹叶10克，厚朴10克，通草6克，萹蓄30克，车前子（布包）30克，甘草6克。水煎服，日1剂，4剂。

5月17日复诊：服药后心烦呕恶已除，余症减轻，舌脉从前。

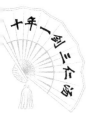

原方去杏仁，加当归10克、山药12克，5剂。患者服药后，诸症消除，嘱其买薏苡仁500克，茯苓500克，山药500克磨成细粉，每日喝一顿药粥以资巩固。

按：本例患者感受湿热毒邪，蕴结下焦，伤害膀胱则尿急、尿痛、小腹部疼痛拒按，尿常规检验异常；湿热下注则尿道灼热、小便黄赤；湿热之邪上犯上焦，神明受累则心烦；累及中焦，脾胃受累则口苦、恶心呕吐、食欲不振。用三仁汤清热利湿，加萹蓄、车前子清热利湿；加入甘草，调和诸药，恐其过燥伤阴，过寒伤阳。

第三节　三仁汤治疗前列腺炎

前列腺炎是成年男性的常见病之一。虽然它不是一种直接威胁生命的疾病，但严重影响患者的生活质量。前列腺炎患者占泌尿外科门诊患者的8%～25%，约有50%的男性在一生中的某个时期会受到前列腺炎的影响。前列腺炎症急性期主要表现为尿急、尿频、会阴部胀痛，严重者可有恶寒发热，属中医"热淋"范畴，其主要病因病机包括以下几条：外感热毒，蕴结不散，流注下焦，气血壅滞，经脉阻隔，膀胱气化不利，而成淋浊之证；饮食失节，过度饮酒或房事不洁，致湿热内生，蕴于精室；房室太过，或强忍不泄，致肾精亏耗，阴虚火旺，相火妄动，引动下焦之湿热而致此病。临床上可分为以下两型：

1. 湿热下注型：初起寒热交作，小便频急不爽，尿道灼热刺痛，或伴血尿，会阴坠痛，口干口苦而黏，大便秘结，少腹胀急，脉滑数，舌红苔黄腻。

2. 热毒壅盛型：中期高热不退，口渴喜饮，会阴部红肿热痛，尿少尿闭，或有脓血尿，尿道灼痛，腹胀痛，大便秘结或里急后重，脉弦数，舌红苔薄黄。

我从多年的临床实践中体会到：疾病早期，及时应用三仁汤可起到事半功倍之效。

曾治刘某，男，40 岁，教师。1992 年 8 月 3 日就诊。

患者半个月来尿急、尿痛、会阴部胀痛，有时向腰部放射，曾在石家庄某医院诊断为急性前列腺炎，多方治疗，成效甚微。

现症：尿频、尿痛、排尿困难，会阴部胀痛，有时向腰部放射，口苦心烦，食欲不振，舌质偏红，苔黄腻，脉弦。

此急性前列腺炎。乃湿热下注，肝郁脾虚之故。拟议清热利湿、疏肝健脾之法调治，以三仁汤合逍遥散化裁调治：薏苡仁 30 克，白蔻仁 10 克，炒杏仁 10 克，滑石（布包）30 克，半夏 10 克，柴胡 6 克，白芍 12 克，白术 10 克，当归 10 克，石韦 10 克，通草 6 克，甘草 6 克。水煎服，日 1 剂，5 剂。

8 月 9 日复诊：药后口苦心烦消失，尿痛减轻，会阴部胀痛已不向腰部放射，余症也有不同程度的减轻，舌脉从前。原方 5 剂。

8 月 15 日再诊：药后诸症基本消失，苔白脉弱。原方去滑石、石韦、柴胡、白芍、竹叶加山药 10 克、枸杞子 10 克、桂枝 10 克、桃仁 10 克，6 剂。患者服药后，未再来诊。一年后遇见患者，知其

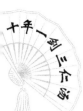

后来未服用任何药物而保持正常。

按：本例患者感染湿热毒邪，蕴结下焦，湿热下注则尿急、尿痛；湿热之邪伤及前列腺，尿道不利，则排尿困难、会阴部胀痛、向腰部放射；湿热熏蒸，伤及脾胃则口苦、食欲不振；湿热伤及神明，加之疾病折磨，心情郁闷，肝气不舒则心烦。用三仁汤清热利湿，合逍遥散疏肝健脾。三诊时肝郁之象已除，湿热之象渐去。但为防止湿热之邪再伤前列腺，减去逍遥散的成分加山药、枸杞子补肾；加桂枝、桃仁活血通脉，防止前列腺炎死灰复燃。

第四节　三仁汤治疗急性肾小球肾炎

肾小球肾炎，是发生于双侧肾脏肾小球的变态反应性疾病。肾小球肾炎是常见的肾脏疾病，分为急性和慢性两种。急性肾炎起病急，病程短，好发于 4~14 岁儿童，男性多于女性。本病多发生在链球菌感染之后，大部分患者 2~3 周前有过咽炎、扁桃体炎等前驱感染，但感染程度与是否发病之间无平行关系

中医没有"肾小球肾炎"这一病名，但据其临床表现，理化检查特点及本病的发展规律，可归属于中医的"水肿""尿血""关格""虚劳"等范畴。

历代医家关于该病的论述颇多，如《素问·评热病论》："有病肾风者，面胕庞然壅。"《伤寒论·平脉法》："关则不得小便，格则吐逆。"《金匮要略》："风水其脉自浮，外证骨节疼痛恶风。皮水，

其脉亦浮，外证胕肿，按之没指……。"

急性肾小球肾炎的临床表现为尿短赤（少尿、血尿）、蛋白尿、水肿等。中医过去认为其病机为"风水"。《素问·水热穴论》："勇而劳甚则汗出，肾汗出逢于风，内不得入于脏腑，外不得越于皮肤，客于玄府，行于皮里，传为胕肿，本之于肾，名曰风水。"风水的发生为劳倦伤肾，肾气亏虚，则腠理不固，易受风邪，风邪外袭，内舍于肺，肺失宣降，使腠理闭塞，水道不通，风遏水阻，风水相搏，外不得宣发于肌肤，内不能环流于脏腑，水湿停留成肿。而现代，根据大量临床观察，一般认为该病是由湿热壅盛所致；伴有高血压的患者，一般认为系湿阻气机，气滞血瘀所致。对该病的治法主要是宣肺散风，利水消肿，清热解毒兼以活血化瘀，凉血止血。我从多年的临床经验中体会到，临床辨证为肺失宣降、湿热壅盛者，早期应用三仁汤对于截断病情的进一步发展，促进肾功能的恢复意义重大。

曾治田某，男，16岁，学生。就诊日期：1999年6月18日。

患者3天前头痛恶寒，咽喉肿痛，恶心呕吐，本村医生按"急性扁桃体炎"打针、输液治疗（具体用药不详），咽喉疼痛好转，今晨起床后双眼睑浮肿，急来我处就诊。

现症：发热恶寒，头痛呕吐，双眼睑浮肿，状若卧蚕，偶有咳嗽，咳吐白痰，食欲不振，小便短少，舌淡苔白，脉浮数。查体：体温38.6℃，双肾叩击痛，尿常规检验：红细胞4~6个/高倍视野，白细胞2~3个/高倍视野，尿蛋白（+++），血压140/90mmHg。

此急性肾小球肾炎。乃湿热壅盛，充斥三焦，湿重于热，肺失治节，脾不运化，肾不主水，水道不通，水湿泛滥。急以清热利湿、宣通三焦之法治疗：薏苡仁30克，炒杏仁10克，白蔻仁10克，滑石（布包）30克，茯苓12克，车前子（布包）30克，淡竹叶10克，半夏10克，厚朴10克，白通草6克。水煎服，日1剂，3剂。

6月21日复诊：药后发热恶寒、恶心呕吐、咳嗽吐痰消失，咽喉肿痛、眼睑水肿减轻，但双下肢又现浮肿，食纳仍欠佳，舌脉从前。原方加白茅根15克，5剂。

6月26日再诊：药后诸症减轻，双下肢仍显浮肿，苔白脉濡。原方去白茅根加桂枝10克，5剂。

7月1日再诊：服药后诸症消除，舌脉复常，尿常规检验尿蛋白、红细胞、白细胞消失。以济生肾气丸两盒善其后。

通过本利证治，充分说明湿热弥漫，充斥三焦，气机不利，肺失治节，脾不运化，肾不主水，水道不通是急性肾小球肾炎的基本病机之一，早期应用三仁汤清热利湿、宣畅三焦对恢复肺脾肾的功能，制止水湿泛滥具有非常重要的意义。

第五节　三仁汤治疗尿道炎

尿道炎是一种常见病，多见于女性，临床上，按病程可分为急性和慢性，按细菌学分类可分为非特异性尿道炎和淋菌性尿道炎，后两种临床表现类似，必须根据病史和细菌学检查加以鉴别。本节只重点介绍非特异性尿道炎。非特异性尿道炎的主要致病菌是大肠杆菌、链球菌和葡萄球菌，往往有混合感染。

尿道炎属中医"淋证"范畴。关于淋证的病因历代医家有不同的认识。《金匮要略·五脏风寒积聚病》认为是"热在下焦"，《丹溪心法·淋》篇亦认为"淋有五，皆属乎热"。《诸病源候论·淋病诸候》进一步提出"诸淋者，由肾虚而膀胱热故也"。后世医家认为本病多由于热积膀胱，但亦有因气郁及肾虚而发。《景岳全书·淋浊》篇说："淋之初病，则无不由乎热剧，无容辨矣。……又有淋久不止，及痛涩皆去，而膏液不已，淋如白浊者，此惟中气下陷及命门不固之证也。"根据历代医家论述，结合现代认识，我认为急性尿道炎及慢性尿道炎急性发作是湿热下注膀胱，以致不能宣通水道而引起小便淋沥频数。湿热的产生，多为下阴不洁，湿热秽浊之邪由下窍而入侵膀胱。或由他脏他腑转化而来，如嗜食肥甘辛辣之品，或嗜酒太过，脾胃运化失常，积湿蕴热，湿热蕴阻中焦，下注膀胱。另外，湿热亦可由感受外邪而来，如夏秋之交，雨多湿重，气候炎热，湿热邪盛；或湿邪内侵，蕴遏而酿生湿热，下注小肠，致分清泌浊功能紊乱而传入膀胱。或因情志失和，肝气郁结，胆失通利，肝胆郁热，久郁化火，气火郁于下焦，下注膀胱，酿生湿热。故临床上淋证常伴有轻重不等的气血不畅或少阳枢机不利的表现。

曾治李某，女，32岁，工人。

近一周来，尿急，尿痛，尿路灼热，在当地服药三天，效果不佳，遂于 1996 年 7 月 27 日求余诊治。

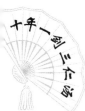
现症：尿急、尿痛、尿路灼热，心中烦闷，自感呕恶但没有呕吐，舌苔黄厚，脉象濡数。查体：体温 36.5℃，小腹部无压痛，肾区无叩击痛，尿常规检验有少许红细胞。

此乃尿道炎。湿热下注之故，以清热利湿之剂调治：薏苡仁 30 克，炒杏仁 10 克，白蔻仁 10 克，滑石（布包）30 克，半夏 10 克，厚朴 10 克，竹叶 10 克，通草 6 克，萹蓄 30 克，车前子（布包）30 克，甘草 6 克。水煎服，日 1 剂，3 剂。

7 月 31 日复诊：药后诸症减轻，舌脉从前。原方 2 剂。

8 月 3 日再诊：服完药后，患者诸症皆除，因患者以前曾患该病两次，备受其苦，要求继续服用几剂。我即予薏苡仁 500 克、茯苓 500 克、山药 500 克让其回家磨成细粉每日熬一次粥喝，以减少发作。

按：本例患者素常湿热内蕴，充斥三焦，湿热熏蒸上焦，心神被扰则心中烦闷；湿热伤及中焦脾胃则自感呕恶；湿热下注，熏蒸尿道则尿急、尿痛、尿路灼热。用三仁汤清热利湿，宣上焦，畅中焦，渗下焦，加萹蓄、车前子清热利湿；甘草调和诸药。共奏清热利湿，宣畅三焦，通利尿道之功。

纵观本章各个疾病可知：泌尿系疾病大都以湿热为主，病位在膀胱、肾、尿道和前列腺，且与心肺肝脾等有关。其病机主要是湿热蕴结下焦，壅塞气机，导致膀胱气化不利，若病延日久，湿热亦可熏蒸于肾，耗伤肾之气阴，故临床上既有尿频、尿急、尿痛等湿热标实之候，又有腰酸、腰痛、乏力等肾虚本虚之证。病初多邪实之证，多表现为湿热下注的证候，若湿热扰及中上二焦，还可出现脾胃、心脏的症状，宜用三仁汤清热利湿，宣畅三焦；久病则由实转虚，如邪气未尽，正气已伤，则表现为虚实夹杂的证候，宜结合临床辨证施治。

第十章

三仁汤之五官科病治验

五官各有所主，肾开窍于耳；肝开窍于目；肺开窍于鼻；口腔疾病，多责之于脾胃；舌头疾病，多与心脏有关。湿热熏蒸，伤及各个脏腑，其所主的五官必定有所反映。

第一节　三仁汤治疗中耳炎

中耳炎是累及中耳（包括咽鼓管、鼓室、鼓窦及乳突气房）全部或部分结构的炎性病变，好发于儿童。可分为非化脓性及化脓性两大类。非化脓性者包括分泌性中耳炎、气压损伤性中耳炎等，化脓性者有急性和慢性之分。特异性炎症很少见，如结核性中耳炎等。本节主要讨论化脓性中耳炎急性期的治疗。

在中医学中，将化脓性中耳炎归为"耳脓""耳疳"等范畴。临床多将本病分为急性与慢性两大类进行治疗，在急性期常见耳内流脓，耳痛连及头项，或听力下降，耳内有胀闷感，耳鸣，或有发热，恶寒，口苦咽干，小便黄赤，大便秘结，舌红，苔黄腻，脉弦数等。一般中医书籍，将其归纳为肝胆湿热证，用龙胆泻肝汤治疗。我从多年的临床实践中体会到，急性中耳炎多有外耳道抓破后流黄水的现象，奇痒难忍，此时若用龙胆泻肝汤的疗效远不如三仁汤的疗效。

曾治黄某，男，20岁，学生。就诊日期2000年5月17日。

近几天来，耳道内憋闷疼痛，发热恶寒，头项强痛，口苦呕恶，小便黄赤，大便秘结，食欲不振，外耳道、耳郭处发痒，抓破后流黄水，质稠而黏，越痒越抓，越抓越痒，舌苔黄腻，脉弦滑数，查体：体温38℃。

此中耳炎急性期。乃素体湿热，感染毒邪，湿热毒邪蕴结于耳。急以清热、解毒、利湿之法调治：薏苡仁30克，白蔻仁10克，炒杏仁10克，龙胆草12克，栀子10克，金银花30克，半夏10克，厚朴10克，竹叶10克，滑石（布包）30克，通草6克，甘草6克。水煎服，日1剂，3剂。

5月20日复诊：服药后发热头痛消除，余症好转，舌脉如故。原方3剂。

5月24日再诊：服药后诸症减轻，仍耳内憋胀疼痛，外耳瘙痒，脉弦滑。原方去滑石、龙胆草加皂刺10克、白芷10克，3剂。患者服完药后，耳内流出少许黄色脓液，从此诸症豁然。

按： 本例患者素体湿热，感染毒邪，湿热毒邪蕴结于耳，化腐成脓，故耳内憋胀疼痛；邪正相争，气机不利故发热恶寒，头项强痛；湿热毒邪伤及中焦脾胃故口苦呕恶，食欲不振；湿热毒邪伤及下焦，膀胱湿热下注故小便黄赤，大肠传导失司故大便秘结；湿热蕴结于外耳道、耳郭故该处破流黄水，奇痒难忍。用三仁汤清热利湿，宣畅三焦。加龙胆草、栀子、金银花、甘草加强其清热、解毒、利湿之功。三诊时毒热之象渐去，脓液不得外泄，去滑石、龙胆草加皂刺、白芷活血透脓，药证相符，所以在较短的时间内取得了理想的疗效。

第二节　三仁汤治疗鼻窦炎

一个或多个鼻窦发生炎症称为鼻窦炎，累及的鼻窦包括：上颌窦、筛窦、额窦和蝶窦。这是一种在人群中发病率较高的疾病，影响患者生活质量。鼻窦炎可分为急性、慢性鼻窦炎两种。急性鼻窦炎多由上呼吸道感染引起，细菌与病毒感染可同时并发。慢性鼻窦炎较急性者多见，常为多个鼻窦同时受累。

鼻窦炎属中医"鼻渊""脑漏"等范畴。中医认为，鼻乃清窍，为肺之门户，其呼吸之畅通，嗅觉之灵敏全赖清阳充养。鼻窦炎的生成，多由气虚不固，外邪（或风、或热、或毒、或湿）侵袭，邪入化热，灼腐成脓，滞留清窍，弥散清空，清浊不分，窍隙闭塞，以致鼻塞流涕，头痛脑涨，神疲肢倦，常易外感。外感后鼻窦炎又加重，如此互为因果，反复发作。在此病理机制中，痰浊脓液既是病理产物，又是新的病因，故清除痰浊脓液，杜绝痰浊之源是治愈本病的关键。升清降浊则是最有效最根本的治疗法则。

三仁汤清热利湿，宣畅三焦。清热利湿可杜绝痰浊之源是治愈本病基础；宣畅三焦可升清降浊是治愈本病的关键。

曾治赵某，女，16岁，学生。

经常头痛头晕，头昏脑涨，精神涣散，上课注意力不集中。按神经衰弱、神经性头痛治疗效果不佳，后在石家庄某医院做CT诊断为鼻窦炎，又治疗月余，既用过中药，又用过西药，还用过偏方。有的取效一时，有的全然无效，于1999年6月21日求余诊治。

现症：头痛、头晕、头昏、脑涨，精神涣散，上小学时的优等生，现在成了初中的劣等生。本人思想压力颇大，食欲不振，情绪低落，唉声叹气，舌苔黄腻，脉弦滑。

此鼻窦炎。乃湿热内蕴，肝气郁结，痰浊脓液阻于鼻窍，清阳不升，浊阴不降之故。治以清热利湿，疏肝解郁，化浊排脓，升清降浊：薏苡仁30克，炒杏仁10克，白蔻仁10克，滑石（布包）30克，半夏10克，厚朴10克，通草6克，柴胡6克，白芍12克，苍耳子10克，白芷10克，甘草6克。水煎服，日1剂，5剂。

6月27日复诊：服药后诸症减轻，舌脉如故。原方5剂。

7月3日再诊：药后诸症明显减轻，情绪好转，黄腻之苔已转白苔，脉滑。原方去滑石、柴胡、白芍加露蜂房15克，5剂。

7月8日再诊：药后诸症基本消除，舌脉从前。因患者实在不愿服中药，改用复方新诺明、藿胆丸巩固疗效。随访2年，未见复发。

按：本例患者外感湿热，日久不解，聚于鼻窍，弥散清空，清浊不分，以致头痛、头晕、头昏、脑涨，精神涣散，情绪低落，学习成绩下降；病久不解，心情郁闷，以致思想压力大，唉声叹气。用三仁汤清热利湿杜绝痰浊之源，宣畅三焦升清降浊振奋清阳之气。加柴胡、白芍疏肝解郁；苍耳子、白芷通窍止痛排脓。三诊时肝郁之象已除，湿热之象渐去，故去柴胡、白芍、滑石加露蜂房以加强清热解毒之力，取得了比较理想的疗效。

第三节　三仁汤治疗结膜炎

结膜炎即眼球充血，俗称红眼病，是结膜组织在外界和机体自身因素的作用下而发生的炎性反应的统称。虽然结膜炎本身对视力影响一般并不严重，但是当其炎症波及角膜或引起并发症时，可导致视力的损害。

中医学将一切致病因素统称为邪气，与之相斗争的机体抵抗能力称为正气。眼病时，眼局部与全身出现的各种症状、体征。都是邪正相斗争的外在表现。医生通过望、闻、问、切的方法搜集病史资料，运用中医理论加以归纳分析，然后辨证论治。若患者眼红肿疼痛，伴头部闷重，肢节酸痛，舌苔黄腻，脉濡数。则是患者素体阳盛，复感风湿，湿热相搏，阻滞于中，清阳不升，湿浊上泛之故，可用三仁汤加味治疗。

曾治高某，男，32岁，农民，就诊日期：1998年7月28日。

眼睛红肿疼痛，流泪7天，曾自己点氯霉素眼药水疗效甚微。

现症：眼睛红肿，目赤多眵，疼痛流泪，头闷不舒，食欲不振，舌苔黄腻，脉浮数。查体：体温 36.8℃，眼结膜充血。

此结膜炎，乃湿热内蕴，熏蒸结膜之故。治以清热利湿：薏苡仁 30 克，炒杏仁 10 克，白蔻仁 10 克，滑石（布包）30 克，半夏 10 克，厚朴 10 克，竹叶 10 克，通草 6 克，防风 10 克，金银花 30 克，连翘 10 克，甘草 6 克。水煎服，日 1 剂，3 剂。药尽病除。

按：本例患者素体阳盛，感受风湿之邪，湿热相搏，清阳不升，湿浊上泛则眼睛红肿，头闷不舒；湿热上蒸神水，神水黏着则目赤多眵，疼痛流泪；湿热伤及中焦脾胃，胃不受纳，脾不运化则食欲不振；舌苔黄腻，脉象浮数皆风湿热邪所致。用三仁汤之杏仁加防风、金银花、连翘宣肺理气，清上焦毒邪，盖肺主一身之气，气化则湿化；白蔻仁芳香化湿，行气宽中；薏苡仁甘寒，渗利湿热而健脾；加入滑石、通草、竹叶加强清热利湿之功；加半夏、厚朴苦温燥湿，防止冰伏湿热。由于药证相符，效如桴鼓。

第四节　三仁汤治疗中心性浆液性脉络膜视网膜病变

中浆是中心性浆液性脉络膜视网膜病变的简称，是由于视网膜色素上皮层功能损害，形成以黄斑部或附近视网膜神经上皮局限性浆液性脱离为特征的常见黄斑疾病。多见于 25~45 岁的男性青壮年，男女之比差异较大，约 5~10∶1，90% 以上为单眼发病，为一种自限性疾病，大多数在 3~6 个月自行恢复，预后良好；视物变形和变小可持续 1 年以上。但部分易复发者，往往病程迁延，多次反复后

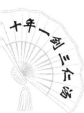
可在后极部形成广泛的色素上皮继发性改变，导致永久性视力减退。

"中浆"多因精神紧张、睡眠不佳、过劳及全身感染、变态反应性疾病、外界寒冷等因素而诱发。因此应以预防及早期治疗为重。平常要合理安排劳逸结合，避免诱发本病的诸多因素。万一患病后，也不必忧虑，中医中药在临床上对于眼底视网膜色素上皮细胞的缺损疗效显著，对于保护视细胞，稳定和提高视力，消除视物模糊、视物变形、变色等症状，以及阻止病情的复发，促进瘢痕的修复，防止另一只眼的病情发展，尤为专长。他能够整体调整人的机能，改善局部微循环。另外，纯中药制剂的治疗简便性、安全性，都是相当可靠的。

中浆病的中医治疗多以清肝滋肾，益气养血，清热利湿，清热祛火，化瘀止血为主，益以明目退翳，活血益精，收敛固涩之品，诸药相和，使脏腑得养，五脏和调，气血充足，则目自明。是目前治疗眼科疾病中浆、中渗、眼底出血、眼底血管堵塞、视神经萎缩等眼病的最佳治疗方法之一。

中医中药治疗中浆病多以局部辨证与全身辨证相结合。局部辨证是水肿期加渗湿利水药，渗出为主者加活血化瘀或化痰软坚药；全身辨证一般分六型。若视物模糊或变暗，视物变形、变小、变色，出现中心暗点，伴头身困重，肢体倦怠，胸闷不饥，恶心呕吐，舌苔白厚或黄腻者，多为湿热内蕴，可用三仁汤加减治疗。

曾治杨某，男，29岁，国家干部。

近半月来，视物模糊，看东西为双影，中心出现暗点，在县医院眼科做眼底检查为中浆，经治未愈，于 1997 年 11 月 20 日求余诊治。

现症：视物模糊，看东西为双影，单用右眼看东西似有水纹波动，中心出现暗点，头身困重，胸闷不饥，食欲不振，舌苔白腻，脉濡数。

结合县医院检查结果，诊断此病为中浆。病机乃湿热内蕴，影响气机，清阳不升，湿浊上泛。拟议清热利湿法治疗：薏苡仁 30 克，炒杏仁 10 克，白蔻仁 10 克，竹叶 10 克，滑石（布包）30 克，半夏 10 克，厚朴 10 克，通草 6 克，苍术 10 克，茺蔚子 12 克，丹参 15 克，甘草 6 克。水煎服，日 1 剂，5 剂。

11 月 26 日复诊：服药后诸症减轻，舌脉如故。原方 5 剂。

12 月 1 日再诊：药后诸症基本消除，苔白脉濡。我本意原方去滑石让患者再服 5 剂，但患者实在难以忍受中药之苦，只得予复方丹参片、曲克芦丁、复合维生素、三磷酸腺苷等巩固疗效，恢复视力。

按：本例患者湿热内蕴，熏蒸瞳仁，所以视物模糊，视物双影，中心出现暗点；湿热内蕴，气机不利，清阳不升，湿浊上泛，所以看东西似有水纹波动；湿热内蕴，清阳不升，所以头身困重；气机不利则胸闷；影响脾胃运化则不知饥饿、食欲不振；苔白腻、脉濡数皆湿热内蕴之象。用三仁汤之杏仁、竹叶宣畅肺脏气机，因肺主一身之气，气化则湿化；白蔻仁、半夏、厚朴理气宽中，燥湿健脾，使脾胃健运，水湿得化；薏苡仁、滑石、通草通利下焦水道，使湿

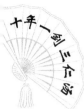

去热化。加苍术加强其燥湿健脾之力；加茺蔚子、丹参活血化瘀，恢复视力；甘草调和诸药。通过此例证治，说明了三仁汤治疗中浆的临床价值。

第五节　三仁汤治疗口腔溃疡

口腔溃疡，又称为"口疮"，是发生在口腔黏膜上的溃疡损伤，大小可从米粒至黄豆大小、成圆形或卵圆形，溃疡面凹陷、周围充血。溃疡具有周期性、复发性及自限性等特点，好发于唇、颊、舌缘等处。病因及致病机制仍不明确。诱因可能与局部创伤、精神紧张、食物、药物、激素水平改变及维生素或微量元素缺乏有关。

中医对于口腔溃疡还是有较深的认识的，属于中医"口疳""口疮"等范畴，不论外感六淫还是内伤七情，皆可导致口腔溃疡的发生。我们不妨从以下角度来总结一下口腔溃疡的原因：劳倦内伤，或久病伤脾，脾气虚损，水湿不运，上溃口舌，而致口疮；或郁久化热，湿热上蒸，亦可致口疮。

曾治李某，男，48 岁，农民。

患口疮近一个月，右舌边有黄豆大小的溃疡面一处，疼痛难忍，影响饮食，曾多方求治，有言细菌感染者；有言胃火亢盛者；有言阴虚火旺者。服药多次，毫无疗效。于 2002 年 10 月 28 日求余诊治。

现症：右舌边有一黄豆大小的溃疡，周边鲜红，疼痛难忍，口中黏腻发甘，饮食乏味，舌苔黄腻，脉濡。

此口腔溃疡。乃湿热内蕴，弥漫三焦，熏蒸于口所致。拟议清热利湿、芳香开胃法调治：薏苡仁30克，炒杏仁10克，白蔻仁10克，滑石（布包）30克，竹叶10克，厚朴10克，半夏10克，通草6克，藿香10克，佩兰10克，甘草6克。水煎服，日1剂，4剂。

11月2日复诊：患者来后面有喜色，说服了这么多的药，哪一会也没有这一会管用，现在口疮基本不痛了，口中也不黏腻发甜了。查口疮溃疡面显小了，周边也不像先前那么鲜红了，苔黄脉濡。以三仁汤原方3剂。

患者服药后，口疮消失，食欲复常。

按：本例口腔溃疡，非纯属实热，亦非阴虚火旺，乃为湿热壅滞三焦，蒸腾于口所致，故纯投清热去火不效，滋阴泻火亦惘然，却以三仁汤加味疏利气机，宣畅三焦，上下分消，清热利湿而愈。

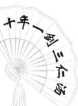
第十一章

三仁汤之皮肤病治验

皮毛为肺所主，肺为相辅之官，五行属金，伴君于上焦，极其尊贵。喜清恶浊，喜润恶燥，不耐寒热。湿热熏蒸，易伤肺络，出现咳嗽、痰喘等症，若循经外传，则易变生种种皮肤病。三仁汤清热利湿，宣畅三焦，在皮肤病的治疗过程中显得非常有意义。应当特别指出的是，肺主一身之气，气化则湿去。同时肺主皮毛，皮肤病多与肺脏有关。三仁汤中的杏仁、竹叶宣通肺气，在治疗过程中不管有无肺本经症状，这两味都是不可或缺的药物。

第一节　三仁汤治疗湿疹

湿疹是一种常见的由多种内外因素引起的表皮及真皮浅层的炎症性皮肤病。其特点为自觉剧烈瘙痒，皮损多形性，对称分布，有渗出倾向，慢性病程，易反复发作。其临床表现具有对称性、渗出性、瘙痒性、多形性和复发性等特点。

湿疹，中医称为"湿毒疮"或"湿气疮"。所谓"毒"，是指一些热毒，能令身体产生排斥及敏感反应，而这些热毒可能是由食物、药物、空气异物或日常用品（如油漆、樟脑丸、花粉等）引致。至于"湿"，是指身体机能受湿阻以致呆滞。由于人体有七成成分是水份，若水的运行停滞不顺，身体便会处于"湿"的状态，症状是四肢沉重、水肿、脾胃不和、大便稀薄等。简而言之，湿疹的病机主要与湿邪有关，湿可蕴热，发为湿热之证，久之湿则伤脾，热则伤阴血，而致虚实夹杂之证。急性湿疹多见湿热之证，慢性湿疹多为虚实夹杂之证。

曾治张某，15岁，学生。

患者一个月前双侧耳道及耳郭奇痒难忍，抓破后流出大量黄稠黏水，结成黄痂。结痂后刺痒更甚，越抓黄痂面积越大，以致两个外耳道及耳郭被黄痂覆盖，非常难看，于1995年6月21日求治于余。

现症：双侧耳郭及外耳道布满湿疹，奇痒难忍，有一处抓的血痕累累，患者心情焦躁，食欲不振，舌苔白，脉弦滑数。

此外耳道湿疹。以激素、抗生素、抗过敏药治疗五六日，不见好转。和患者商量后，改用中药一试：薏苡仁30克，炒杏仁10克，白蔻仁10克，竹叶10克，滑石（布包）30克，厚朴10克，半夏10克，通草6克，苦参15克，川槿皮10克，柴胡6克，白芍12克。水煎服，日1剂，5剂。

7月3日复诊：服药后刺痒明显减轻，黄痂变薄，面积缩小，心情稍舒，舌脉从前。原方5剂。

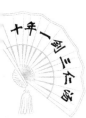
患者服完药后，湿疹消除，心情舒畅，食欲复常。

按： 本例患者湿热内蕴，蒸渍耳道，所以外耳道奇痒难忍，抓破后流黄水，越抓黄水浸渍面积越大，所以整个外耳道、耳郭布满湿疹；湿热熏蒸，心神被扰，所以患者心情焦躁；湿热熏蒸，损伤脾胃，所以食欲不振，所有症状都是湿热惹的祸。用三仁汤清热利湿，宣畅三焦，调理气机，上下分消。加苦参、川槿皮清热祛湿止痒，柴胡、白芍疏肝畅神。使湿疹这一顽症在短期内消散。

第二节　三仁汤治疗酒糟鼻

酒渣鼻，又称酒糟鼻，是一种主要发生于面部中央的红斑和毛细血管扩张的慢性皮肤病。因鼻色紫红如酒渣故名酒渣鼻。中医认为酒糟鼻疹色发紫发红，发生于鼻部或鼻部沟两侧，乃肺、胃之所，多由肺热受风或血热生风所致，久之皮损呈紫红色，且有肝气郁滞之证，乃是肝郁气滞，经络受瘀血阻滞所致。脓疱、丘疹、结节之皮损则是由于毒邪作祟引起。鼻赘期乃是气血凝滞、毒邪内蕴造成。验之临床，湿热蕴结造成的酒糟鼻并不少见。鼻为肺窍，湿热毒邪伤及肺经，熏渍鼻窍，久之鼻部或鼻唇沟两侧皮肤受损呈紫红色。在实际治疗中发现，本病在习惯吃辣的地区偏高，在喜欢吃辣、喝酒、吃肉的人群中偏高。说明油腻热性食品极易让身体聚湿蕴热于内，这些湿热之邪得不到及时清除，积累多时则产生热毒而危害身体。

曾治高某，男，45岁，国家干部。

患酒糟鼻多年，整个鼻部皮损严重，丘疹鼻赘兼有，非常不雅。1995年8月26日找到我处，试图治疗，问我可有办法？

症如上述，舌苔黄腻，脉滑数。素常嗜烟酒，爱吃肥肉。

从舌脉和素常生活习惯测知：此乃湿热内蕴，日久生毒，蒸渍鼻窍之故。拟议清热利湿、凉血解毒之法调治：薏苡仁30克，紫草10克，金银花30克，黄芩10克，炒杏仁10克，白蔻仁10克，滑石（布包）30克，竹叶10克，通草6克，厚朴10克，半夏10克，甘草6克。水煎服，日1剂，10剂。同时嘱其戒烟酒，少吃肥肉。

9月7日复诊：服药后酒糟鼻紫红色显淡，黄腻之苔渐去，脉仍滑数。原方10剂。

9月18日再诊：酒糟鼻色泽继续变淡，丘疹基本消失，仍有少许皮赘，苔白脉滑。患者实在不堪忍受中药之苦，问我可有偏方？我即告知其买薏苡仁2公斤，磨成细粉，坚持每日喝药粥一顿，一年后随访，鼻色正常。

通过此例证治，说明湿热内蕴也是导致本病的重要原因之一，治疗时在用三仁汤清热利湿，宣畅三焦的基础上，加入凉血解毒之品可起到事半功倍之效。

第三节　三仁汤治疗多发性毛囊炎

毛囊炎是指细菌侵入毛囊部位所发生的化脓性炎症。中医学根

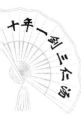
据其发病部位及形状的不同而命名，如大珠疮、发际疮、羊胡子疮、蝼蛄疖、蝼蛄患、蟮拱头等。本病好发于头部、项部、臀部、肛周等处，且有复发倾向，常泛发，性质顽固，迁延难愈。

对于毛囊炎产生的原因，中医认为毛囊炎多由湿热内蕴，外受热邪，进而熏蒸肺系，蕴结肌肤而发。或因素体虚弱，卫外不固，外感热毒，或因皮肤不洁，复遭风毒侵袭，内外搏结而致。邪毒郁久化热，热盛肉腐则成脓，脓毒流窜，毛囊相互贯通，发为多发性毛囊炎。

曾治赵某，男，32岁，农民。

左侧大腿部外侧长有疖肿一处，红肿热痛，曾多方求治，服用消炎抗菌的西药、清热解毒的中药无数，疖肿不除。此处疖肿化了脓，挤出来好了，彼处又长出新的疖肿，或过一段时间此处又生出新的疖肿，反复无常，缠绵两个多月，2000年8月12日求治于余。

症如上述，小便黄赤，心烦纳差，舌苔黄腻而厚，脉滑数。

此湿热内蕴，熏蒸肺系，蕴结肌肤，日久湿热成毒，化腐成脓，脓毒流窜之故。急以清热利湿，上下分消，解毒排脓法为治：薏苡仁30克，炒杏仁10克，白蔻仁10克，竹叶10克，滑石（布包）30克，厚朴10克，半夏10克，通草6克，金银花30克，连翘10克，白芷10克，甘草10克。水煎服，日1剂，5剂。

8月18日复诊：药后疖肿好转，疼痛减轻，苔薄黄而润，脉滑。原方3剂。患者服药后疖肿消除，心情舒畅，食欲复常。

按：本例患者湿热内蕴，熏蒸肺系，蕴结皮肤，日久湿热成毒，化腐成脓，发生毛囊炎，由于毛囊相互贯通，脓毒流窜，此起彼伏，致使疖肿缠绵难愈；湿热上扰神明则心烦；中伤脾胃则纳差。由于不是实火热毒蕴结肌肤，所以清热解毒难以奏效。用三仁汤清热利湿，宣畅三焦，使湿热上下分消，毒热自清。

第四节　三仁汤治疗阴囊潮湿

阴囊潮湿是指阴囊皮肤无器质性病变而出现多汗、潮湿、发凉等症状，虽不是什么大病，患者却感觉黏腻异常，非常难受，多见于中年男性，有的患者伴有慢性前列腺炎，精索静脉曲张，阴囊湿疹等症状。中医认为，该病的发生多与肾虚或湿热下注有关，湿热下注者，下焦湿热壅盛，逼迫津液外泄使然。三仁汤清热利湿，可引导下焦湿热从小便而出，是治疗阴囊潮湿的理想方剂之一。

曾治袁某，自觉阴囊潮湿，黏腻难受，听别人说五子衍宗丸治疗这个病效果不错，自服了6瓶毫无疗效，1998年6月21日求余诊治。患者形体肥胖，舌体胖大偏红，舌苔黄腻，脉滑数，除阴囊潮湿外别无不适。辨证，湿热下注。治则，清利下焦湿热。方药，三仁汤加三妙丸治之。薏苡仁30克，炒杏仁10克，白蔻仁10克，滑石（后下）30克，厚朴12克，半夏10克，怀牛膝30克，黄柏12克，苍术12克，白通草3克，竹叶10克，水煎服，5剂。

6月27日复诊，服药后自觉阴囊潮湿好转，阴囊部比以前舒服，黄腻之苔变浅，脉象同前。药已切中病机，效不更方，原方继进，

5 剂。

7月3日再诊，服药后病情继续好转，阴囊虽然潮湿但已无黏腻感，黄腻之苔已去，胖大之舌已复正常，脉濡。原方去黄柏，5 剂。药后阴囊潮湿消除，舌脉复常，随访 2 年，未见复发。

又治董某，30 岁，阴囊潮湿发痒，黏腻难受，有异味，经常更换内裤，2000 年 5 月 12 日找到医院，要求服用中药试试。患者面色无异常，全身各处无其他不适，舌质正常，舌苔黄腻，脉滑。证属湿热下注。拟以清热利湿法调治。薏苡仁 30 克，炒杏仁 10 克，白蔻仁 10 克，厚朴 10 克，滑石（布包）30 克，半夏 10 克，白通草 6 克，淡竹叶 10 克，苦参 30 克。水煎服，日 1 剂，7 剂。

5月31日复诊，服药后阴囊潮湿仍在，但异味明显减轻，阴囊瘙痒已除，舌脉无明显变化。原方去苦参，5 剂。后来患者未再来诊，一年后遇见患者，知患者自二次来诊后一切复常。

第十二章

三仁汤之现代病治验

现代病全称"现代文明病",是现代不良生活方式所引发的疾病。因衣、食、住、行及娱乐等日常生活中的不良行为以及社会、经济、精神、文化等方面的不良因素导致了人们躯体或心理上的疾病。现代社会生活中,许多人透支了大量的精力和体能。由于无节制网上冲浪、长期熬夜、大量饮酒吸烟、疲劳工作等,导致睡眠不足、人体生物钟节律紊乱,进而引发种种身体不适。诸如电脑病、空调病、汽车病、节假日综合征(以上为功能性疾病)等现代疾病纷至沓来,困扰并威胁着人们的健康。

严格地说,现代病派生出了一个病种叫"富贵病"。是人们进入现代文明社会,生活富裕后,吃得好、吃得精,营养过剩,活动量减少,从而产生的一些非传染性的流行病,比如:便秘、肥胖、肠道癌、高脂血症、动脉粥样硬化、冠心病、糖尿病、脑中风(以上为器质性疾病)等。面对这些状况,人们逐渐意识到,现代病正悄然引发令人担忧的健康危机。

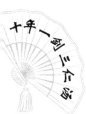

第一节 三仁汤治疗高脂血症

由于脂肪代谢或运转异常使血浆一种或多种脂质高于正常称为高脂血症。脂质不溶或微溶于水，必须与蛋白质结合以脂蛋白形式存在，因此，高脂血症多为高脂蛋白血症，即高胆固醇血症、高甘油三酯血症或两者兼有。

中医认为，膏脂虽为人体的营养物质，但过多则形成高脂血症。凡导致人体摄入膏脂过多，以及膏脂转输、利用、排泄失常的因素均可使血脂升高。

若长期饮食失当，或酗酒过度，损及脾胃，健运失司，致使饮食不能化为精微以营养全身，反而变生脂浊，混入血中，引起血脂升高；另外，素体脾气不足，运化功能失常，易致湿浊内生，化为痰浊阻遏经络；情志影响使肝气郁结，肝阳上亢，木旺克土，脾胃功能受损，运化失司，湿浊化痰、蕴热，使水谷精微不能正常输布而发病。

曾治赵某，男，50岁，国家干部。

2003年体检时发现甘油三酯升高，开始服药，辛伐他汀、脂必妥、五福心脑清服用一年，甘油三酯持续不降，2004年7月25日求治于余。

现症：甘油三酯高（化验单显示5.9mmol/L），头部发闷，余无异常，舌苔白厚，脉滑略数。患者形体肥胖，嗜烟酒。

此烟酒过度，饮食失当，伤及脾胃，饮食不归正化，变生脂浊。拟议清热利湿、化脂清血：薏苡仁30克，炒杏仁10克，白蔻仁10克，滑石（布包）30克，竹叶10克，半夏10克，厚朴10克，通草6克，焦山楂10克，首乌10克。水煎服，2日1剂，5剂。

8月5日复诊：服药后诸症如故，舌苔白，脉弦滑。原方去滑石加草决明15克，菊花10克，甘草6克。隔日1剂，5剂。

8月16日再诊：药后头脑清利，舌苔薄白，脉滑。二诊原方10剂，仍隔日1剂。

9月6日再诊：服药后患者自行去阜平县医院做了一个血脂检验，甘油三脂已降为2.2mmol/L，患者非常高兴，要求多服几剂，即予二诊原方10剂，仍隔日1剂。惜患者后来再未来诊，我的单位又与他的单位有百里之遥，不知其远期疗效。

按：此例患者膏粱厚味，嗜食烟酒，湿热内生，伤及脾胃，运化失常，食物不能化为水谷精微，变生脂浊，流入血液，故而血脂增高；湿热之邪弥漫三焦，上扰神明故头部发闷，舌苔白腻，脉弦滑数皆湿热内蕴之象。用三仁汤清热利湿，宣畅三焦，使湿热分消，加何首乌、焦山楂化脂清血。二诊时湿热之象渐缓，加草决明、菊花清利头目，助山楂、首乌降低血脂，软化血管，甘草调和诸药。病机明确，选药得当，故能取得理想的效果。

第二节　三仁汤治疗糖尿病

糖尿病是由遗传因素、免疫功能紊乱、微生物感染及其毒素、自由基毒素、精神因素等各种致病因子作用于机体，导致胰岛功能减退、胰岛素抵抗等，而引发的糖、蛋白质、脂肪、水和电解质等一系列代谢紊乱综合征，临床上以高血糖为主要特点，典型症状为多尿、多饮、多食、消瘦，即"三多一少"。糖尿病（血糖）控制不好会引发并发症，导致肾、眼、足等部位的病变，且难以治愈。

糖尿病属中医消渴的范畴，是以多饮，多食，多尿，乏力，消瘦，或尿有甜味为主要临床表现的一种疾病。根据病机及症状的不同，《内经》还有消瘅、肺消、膈消、消中等名称的记载。凡酷好肥厚油腻、甘美甜食、炙煿煎炸、饮酒无度、面食不节、咸味不减，终不免湿热内生，天长日久，湿热从阳化火，脾胃热，其阴伤，渐致五脏干燥，三焦猛热，燥热炽盛，伤津耗液，阴液干涸，而罹消渴。根据我的临床经验，膏粱厚味，湿热内生，损伤脾胃，脾失健运，食物不能化为水谷精微，变生糖分，侵入血液者并非少见。此类患者并没有身体消瘦等阴伤症状和多饮、多尿、多食等消谷善饥症状。故清热利湿、宣畅三焦，不失为此类型糖尿病的治疗思路。

曾治王某，男，48岁，国家干部。

患者在体检中无意发现血糖升高，屡进二甲双胍、优降糖、消渴丸、拜糖平等药物，但血糖持续不降，医生们都劝其尽早注射胰岛素，免生并发症。患者不愿注射，于2001年11月12日求我用中药试试。

现症：血糖升高（空服血糖11mmol/L），余无不适。患者形体肥胖，时有吐痰，食量偏大，舌淡苔白腻，脉滑数。

此糖尿病。乃饮食不节，损伤脾胃，运化无权，饮食物不能化生水谷精微，反化为糖，侵入血脉之故。拟议健脾、清热、利湿法治疗：薏苡仁30克，炒杏仁10克，白蔻仁10克，白术（土炒）10克，苍术10克，滑石（布包）15克，厚朴10克，半夏10克，通草6克，竹叶10克。水煎服，日1剂，5剂。

11月18日复诊：服药后吐痰量显少，余无感觉，舌脉从前。原方5剂。同时嘱其注意控制饮食，找猪胰子若干焙干研末吞服，每日1剂。

11月24日再诊：药后患者做空腹血糖监测，结果降为8mmol/L，患者非常高兴，说服中药后已停服其他降糖药，能出现这样的效果真是始料不及。后均以此方为基础加减化裁，共服药近40剂，血糖控制在6mmol/L以下。

2011年，我血糖升高，起初空腹血糖在8mmol/L左右，即开始服用二甲双胍、格列齐特等降糖药物，越吃血糖越高，一直升到了空腹血糖12mmol/L，服用拜糖平、诺和龙等药物根本无济于事。只有吃活胰素稍有点效果，但活胰素是非国药准字号药品，不知其确切成分，吃多了怕对身体有害。一直持续一年有余，苦无良策，欲注射胰岛素。一日对镜观舌，发现舌苔黄腻，遂悟血糖过高可能与湿热内蕴有关。自服三仁汤10剂，空腹血糖即降到8mmol/L左右，欣喜异常，再服10剂，空腹、餐后一小时、餐后两小时血糖值都在正常范围以内。后改用薏苡仁、茯苓、山药磨成细粉，每日或隔日喝药粥一顿，至今一年有余，血糖都在正常范围以内。

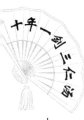
糖尿病属湿热内蕴者，大都没有"三多一少"的症状，身体也无其他不适。究其原因，是湿热内蕴，尚未化火，伤及其他五脏，就因湿热熏蒸，脾胃受损，运化无权，饮食物不能化生水谷精微，因而发酵成糖，侵入血液。三仁汤清热、利湿、健脾，调畅三焦，气化湿化，助脾胃消化，将膏粱厚味转化为水谷精微以奉养全身，是治疗该型糖尿病的理想药物，临床若根据辨证结果，适当加入白术、苍术、灵芝、猪胰子等健脾降糖之品疗效更佳。

第三节　三仁汤治疗空调病

空调给人们带来舒爽的同时，也带来一种"疾病"。这类现象在现代医学上称之为空调综合征或空调病。空调病的主要症状因各人的适应能力不同而有差异。一般表现为畏冷不适、疲乏无力、四肢肌肉关节酸痛、头痛、腰痛，严重的还可引起口眼歪斜，原因是面部局部组织血管神经机能发生紊乱，使位于茎乳孔部的小动脉痉挛，引起面部神经原发性缺血，继之静脉充血、水肿，水肿又压迫面神经，出现患侧口角歪斜。

中医认为：人体必须与天相顺应，才能生存，才能保持健康。夏季为火热之季，人体主要依靠出汗、排尿及多喝水来散热降温。而空调这种人为的降温方式，阻碍了人体出汗散热的调节本能，进而削弱了机体免疫力，病邪乘虚而入，因而得病。

空调病对于古老的中医来说，是一种新型的病症。从中医的角度讲，空调人为制造"风"与"冷"，使大热天局部气温下降，让人感到凉爽舒适，但如果长时间使用，或者温度过低，人体无法调节，这种外来之气就成为能致病的"邪"，中医称之为"风"和"寒"。风邪影响人体，导致头晕、头痛，关节游走疼痛。寒邪则会伤人阳气，如果外表阳气受伤，就会出现畏寒怕冷，周身酸痛，不出汗或少汗等症；如果脾胃阳伤则表现为腹胀腹泻、恶心呕吐、进食无味等；如果外寒束闭，内热炽盛，也可能出现发烧、咽痛、咳嗽、吐痰等症状。因此，在中医看来，所谓"空调病"，初起肯定是以风寒犯表为多见，继而发展为外寒里热、脾胃湿滞和中焦湿热等证。

曾治陈某，女，49岁，工人。

自今年使用空调以来，每天起床后头身困重，肢体酸痛，恶心呕吐，腹痛泄泻，每天上午10点半以后诸症自行缓解，多方求治，有言感冒者，有言中暑者，有言肠胃炎者，服药无数，就是疗效不好。因而自己做了几次试验，只要晚上不吹空调，第二天早晨就基本上没有这些症状。于2010年7月12日求治于余。

现症：每天晨起后头身困重，肢体酸痛，恶心呕吐，腹痛泄泻，食欲不振，述病情时语声重浊，舌苔黄腻，脉濡。

此空调病。乃湿热内蕴，充斥三焦，每天晚上感受"风寒"，机体失于调节，外寒内热之故。拟议清热利湿、宣通三焦、辛开苦降、恢复机体调节功能：薏苡仁30克，滑石（布包）30克，半夏10克，厚朴10克，竹叶10克，通草6克，炒杏仁10克，白蔻仁10克，藿香 12 克，香薷 10 克。水煎服，日 1 剂，4 剂。

7 月 17 日复诊：服药后诸症减轻，舌脉从前。原方加白扁豆 10 克，甘草 6 克。3 剂。

7 月 21 日再诊：药后诸症基本消失，苔白脉濡。二诊原方去白扁豆、藿香、香薷、甘草，3 剂，隔日 1 剂以图巩固。

按：此例患者湿热内蕴，弥漫三焦，白天靠汗出排尿喝冷水调节，机体尚能维持平衡，不至于感到不适。到了晚上，突然寒风袭表，毛孔闭塞，外寒束闭，湿热内蒸，外邪内乱相互作用，以致出现头身困重、肢体酸痛、语声重浊、腹痛腹泻、恶心呕吐诸症，清代温病学家薛生白所说："太阴（脾）内伤，湿饮停聚，客邪再至，内外相引，故病湿热。"起床以后，脱离空调，开始工作，接触大自然的高温酷暑，毛孔泄热，汗液尿液排湿，机体内在环境趋于平衡，诸症自消。用三仁汤清热利湿、辛开苦降、宣畅三焦，恢复机体调节功能。加藿香、香薷芳香祛湿，理气和中，解表祛暑，白扁豆健脾祛湿，甘草调和诸药。通过此例证治，说明三仁汤确有清热利湿、辛开苦降、宣畅三焦、恢复自身调节的作用。

第十三章

三仁汤之风湿病治验

风湿病是一种常见的反复发作的急性或慢性的全身性结缔组织炎症，主要累及心脏、关节、中枢神经系统、皮肤和皮下组织。临床表现以风湿性心脏病和关节炎为主，可伴有发热、毒血症、皮疹、皮下小结、舞蹈病等。急性发作时通常以关节炎较为明显，但在此阶段风湿性心脏病可造成病人死亡。急性发作后常遗留轻重不等的心脏损害，尤以瓣膜病变最为显著，形成慢性风湿性心脏病。

第一节　三仁汤治疗风湿性关节炎

风湿性关节炎属变态反应性疾病，是风湿病的主要表现之一。多以急性发热及关节疼痛起病，典型表现为轻度或中度发热，游走性多关节炎，受累关节多为膝、踝、肩、肘、腕等大关节，常见由一个关节转移至另一个关节，病变局部呈现红、肿、灼热、剧痛，部分病人也有几个关节同时发病的情况，不典型的病人仅有关节疼痛而无其他炎症表现。

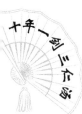

风湿性关节炎属于中医"痹证"范畴，历代医家根据其特点又有"历节病""鹤膝风""痛痹""骨痹""旭痹"等之称。中医认为本病是由素体虚弱，正气不足，腠理不密，卫外不固，加之外感风、寒、湿、热之邪而形成。《素问·痹论》所言："风寒湿三气杂至，合而为痹也。"按病因辨治，一般将其分为风痹、痛痹、热痹、着痹论治，着痹也叫湿痹，是风寒湿合侵，而以湿气偏盛为主的痹证，症见肢体关节肌肉肿胀，酸沉重着疼痛，麻木不仁，且伴周身困重，嗜卧，胸闷，纳呆等。

曾治郭某，男，34岁，农民。

近半月来，左膝关节红肿疼痛，局部发热。曾自服布洛芬、消炎痛效果甚微。在县中医院检验白细胞升高，风湿因子阳性，诊断为急性风湿性关节炎，经静点青霉素、口服中药（具体药物不详）5天疗效不佳，于1995年3月22日求余诊治。

现症：左膝关节疼痛，活动受限，局部红肿发热，食欲不振，头部发昏，舌质淡，舌苔白腻，脉濡数。

根据临床所见及县中医院检查结果，诊断为急性风湿性关节炎。乃湿热内蕴，关节痹阻之故。拟清热利湿，通络止痛：薏苡仁30克，炒杏仁10克，白蔻仁10克，滑石（布包）30克，竹叶10克，厚朴10克，半夏10克，五加皮15克，通草6克，青风藤15克，海风藤12克，忍冬藤30克。水煎服，日1剂，3剂。

3月25日复诊：服药后关节疼痛明显减轻，头脑清晰，余症如故，舌脉从前。原方5剂。

患者服药后，诸症消失，舌脉复常。以布洛芬 5 天善其后。

又治耿某，女，54 岁，农民。1996 年 12 月 21 就诊。

双手腕酸痛，久服消炎痛、布洛芬、强的松等效果不佳。

现症：双手腕酸痛，活动更甚，局部无红肿，关节无变形，舌质淡，舌苔白，脉沉细。

此风湿性关节炎，乃正气不足，腠理不密，风湿之邪乘虚而入，伏于腕关节处，痹阻血脉之故。拟除湿通络止痛：薏苡仁 30 克，炒杏仁 10 克，白蔻仁 10 克，海桐皮 12 克，威灵仙 15 克，羌活 12 克，滑石（布包）15 克，半夏 10 克，厚朴 10 克，通草 6 克，秦艽 10 克，甘草 6 克。水煎服，日 1 剂，5 剂。

12 月 26 日复诊：服药后腕关节酸痛明显减轻，舌脉从前。原方去滑石 4 剂。

患者服完药后，腕关节酸痛消除，活动自如。

按：郭姓患者虽无局部麻木不仁，关节酸痛重着的感觉，但从舌脉分析，仍属"着痹"范畴。患者湿热内蕴，复感风寒湿之邪，痹阻关节，所以左膝关节红肿疼痛、活动受限；邪正相争，气机不利，局部反应强烈，所以局部发热；湿热扰及神明所以头部发昏；伤及脾胃所以食欲不振，病情看似简单，实则涉及上中下三焦，病理变化极其复杂。但单纯祛风除湿，通络止痛恐怕难以奏效。用三仁汤清热利湿，宣畅三焦，使气化湿化，热随湿解，再加通络除湿之品，取效甚捷。耿姓患者，正气不足，腠理不密，卫外功能不固，风寒湿之邪乘虚而入，伏于腕关节处，痹阻血脉，不通则痛。由于

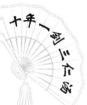

其外邪以湿为主，所以关节酸痛，无局部红肿及游走感。用三仁汤化气利湿，酌加祛风通络止痛之品，取效甚捷。

第二节　三仁汤治疗风湿热

风湿热是一种常见的反复发作的急性或慢性结缔组织炎症，主要累及心脏、关节、中枢神经系统、皮肤和皮下组织。临床表现以心脏和关节炎为主，可伴有发热、毒血症、皮疹、皮下小结、舞蹈病等。

中医学认为本病的发生为素体虚弱或阳气偏盛复感外邪所致。常因自然界气候乖戾，寒暑不均，冷热无常，或居处潮湿，外邪内入而罹病。本病初起，常以热邪偏盛，或湿热蕴蒸为主，乃外邪入里化热所致。如热邪久留不去，损气耗阴，则出现气阴两虚的证候。病邪的发展，一般是由表入里，由浅及深，由经络而脏腑。

曾治陈某，女，40岁，农民。

患者10天前咽喉肿痛、发热恶寒、头痛呕吐，在当地乡卫生院输液5天（具体药物不详），咽喉肿痛消失而发热恶寒、头痛呕吐不减，又添双侧手腕、脚踝疼痛，于2001年9月12日来我处就诊。

现症：发热恶寒、头痛呕吐、食欲不振、心悸胸闷、腕踝关节疼痛，舌红苔黄腻，脉滑数。查体：体温38.2℃，听诊，三尖瓣听诊区有吹风样杂音；双侧大腿内侧各有红色皮疹一片，状如墨水瓶盖扣压的圆圈，连成一片，杂乱无章，似显非显，按之褪色。

此风湿热，乃素体阳盛，感染湿热之邪，正邪相争，气机不利之故。拟议清热利湿，宣畅气机：薏苡仁30克，炒杏仁10克，白蔻仁10克，滑石（布包）30克，半夏10克，厚朴10克，桂枝10克，竹叶10克，通草6克，羌活12克，独活12克，甘草6克。水煎服，日1剂，4剂。

9月15日复诊：服药后发热恶寒明显减轻，其他各症也有不同程度的好转，就是皮疹不减。舌脉从前。原方去羌活、独活加秦艽12克，赤芍12克，5剂。

9月21日再诊：服药后诸症消除，双侧踝关节仍感轻微疼痛，查体：体温36.6℃，三尖瓣听诊区吹风样杂音已消失。舌红苔薄黄，脉濡数。二诊原方去桂枝、赤芍，3剂，以资巩固。

按：本例患者素体阳盛，感受湿热之邪，邪盛正不衰，反应强烈，所以发热恶寒，头痛，发热较甚；湿热之邪易从口鼻而入，咽喉乃口鼻之门户，受累首当其冲，所以一开始即咽喉肿痛；湿热之邪弥漫上焦，扰及心神所以心悸胸闷，听诊三尖瓣区有吹风样杂音；湿热之邪伤及脾胃，脾失健运、胃失和降所以恶心呕吐；阳盛之体，湿热最易从阳化火，灼伤血络，所以双侧大腿内侧有红色皮疹；舌红苔黄腻，脉滑数皆阳盛湿热内蕴之象。本病看似症状简单，实则涉及三焦，病理变化复杂多端。非清热利湿、宣畅三焦、调理气机不能使气化湿化。湿化热消，脾得健运，胃得和降，君主安宁，血络清净，诸症自消。